肺エコーでうっ血管理を'見える化'

心不全管理のための
心×肺エコー

兵庫県立淡路医療センター循環器内科 医長　今西純一 著

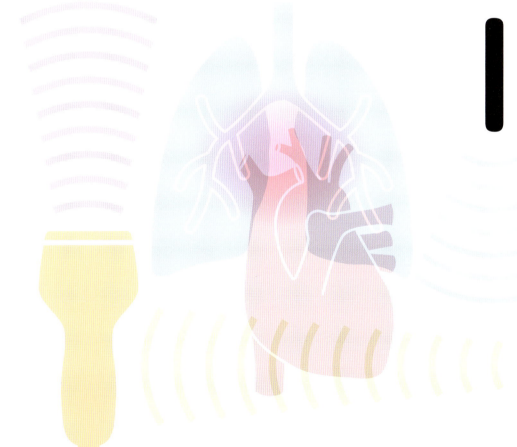

日本医事新報社

謹 告

本書に記載されている事項に関しては，発行時点における最新の情報に基づき，正確を期する
よう，著者・出版社は最善の努力を払っております。しかし，医学・医療は日進月歩であり，記
載された内容が正確かつ完全であると保証するものではありません。したがって，実際，診断・
治療等を行うにあたっては，読者ご自身で細心の注意を払われるようお願いいたします。
本書に記載されている事項が，その後の医学・医療の進歩により本書発行後に変更された場
合，その診断法・治療法・医薬品・検査法・疾患への適応等による不測の事故に対して，著者な
らびに出版社は，その責を負いかねますのでご了承下さい。

序 文

　このようなとてもとてもニッチな本書に興味をもっていただき，ありがとうございます。

　本書の目標は，心不全管理における感覚的になりがちな「さじ加減」を，定量的に『見える化』することで，自信をもって日々の心不全管理が行える手助けをすることです。

　昨今の医療は，エビデンスやガイドラインでしっかり固められ，心不全領域でもその傾向は顕著なわけですが，そんな中でも「さじ加減」という言葉が思い浮かぶ場面があります。それは利尿薬の使い方です。なぜなら，利尿薬調整の判断材料となる『うっ血』評価が，主観的な要素に依存しているからです。声が大きい先生に「これは肺うっ血がある！」と言われたら，「うん，なんかありそうかも…」と心変わりした経験はないでしょうか。そこで，この曖昧になりがちなうっ血評価に切り込んでいくのが肺エコーというわけです。

　おそらく本書を手にとっていただいている方の中には，すでに肺エコーを活用し，救急外来などで心不全診断に役立てているという方もおられるかもしれませんが，それだけで終わらせるのは非常にもったいないです。本書では，肺エコーを心不全が絡むあらゆる場面でフル活用する方法を提案します。急性期の診断から治療中のモニタリング，退院前の評価，そして外来管理での活用まで……。また，『うっ血』評価が重要となる急性腎障害や透析といった個別のケースについても，その可能性を吟味しました。この一冊を通じて「心×肺エコー」を用いた心不全管理への活用法を網羅できるよう構成していますので，ご自身の診療に活かせるところはないか吟味頂ければ幸いです。

　確かに，肺エコーは華々しさに欠けると感じる方もいるでしょう。なんせこれまで肺は心エコー検査の際には目の敵にされ，肺エコー画像も「真っ黒，ときどきキラキラ」みたいな……心エコーのようなダイナミックな画像の面白さがないのは認めます。でも，本書を読み通していただいた暁には，この「真っ黒，ときどきキラキラ」，実はその奥に循環生理とも深くつながる興味深い世界が広がっていることを感じていただけたなら，筆者としてこれ以上の喜びはありません。

2025年1月

今西純一

目　次

第1章　予備知識編（"To master heart failure, first master congestion"）

1-1：うっ血管理は医者のさじ加減？ —————————————— 2

1-2：うっ血をステージで考える —————————————————— 7

第2章　心エコーによる心不全管理 習得のためのハウツー

2-1：「心×肺エコー」における心エコーの役割 —————————— 14

2-2：左房圧の推定 ———————————————————————— 17

2-3：右房圧の推定 ———————————————————————— 27

第3章　肺エコーによる心不全管理 習得のためのハウツー

3-1：B-lineってなに？ ————————————————————— 36

3-2：B-lineの定義を知ろう ——————————————————— 41

3-3：肺にエコーをあてる前に…（プローブ・向き・時間・機器調整・体位）———— 48

3-4：肺にエコーをあててみよう！　どこにあてる？ ——————— 53

3-5：B-lineでうっ血を定量化しよう！ ————————————— 59

3-6：本数か点数か？ —————————————————————— 66

3-7：B-lineの限界，肺疾患との鑑別ポイントは？ ——————— 68

第4章　心×肺エコーによる心不全管理 実践編（急性心不全編）

4-1：肺エコーを使って急性心不全を診断する！ ———————— 72

4-2：超急性期のB-lineをモニタリングしよう！ ———————— 78

4-3："超急性期～急性期へ"B-line活用法 —————————— 81

4-4："中期～退院へ"B-line活用法（治療は上手くいっているか？）——— 87

4-5：B-lineと左房圧との関係は？ ——————————————— 97

第5章　心×肺エコーによる心不全管理 実践編（慢性心不全編）

5-1：外来肺エコーを行う上で知っておくべきエビデンス ———— 104

5-2：外来肺エコーの活用法 ———— 108

5-3：肺うっ血の治療中に起こる腎障害をどう考えるか？ ———— 113

5-4：運動負荷と肺エコー ———— 116

第6章　心×肺エコーによる心不全管理 実践編（その他）

6-1：急性冠症候群と心不全 ———— 124

6-2：ショック・低灌流 ———— 127

6-3：急性腎障害（AKI）／急性腎不全 ———— 131

6-4：透析 ———— 138

第7章　「心×肺エコー」＋α

7-1：心臓と周辺臓器から心不全を考える ———— 146

7-2：門脈ドプラの撮り方と見方 ———— 149

7-3：腎静脈ドプラの撮り方と見方 ———— 155

7-4：VExUS（Venous Excess Ultrasound） ———— 160

索　引 ———— 166

第1章

予備知識編
("To master heart failure, first master congestion")

第1章 予備知識編 ("To master heart failure, first master congestion")

1-1：うっ血管理は医者のさじ加減？

〜 心不全管理の中心はうっ血管理 〜

"To master heart failure, first master congestion"（心不全をマスターするには，まずうっ血をマスターせよ），このようなコメントが2021年Lancet[1]に掲載されました。心臓のポンプ機能に異常が起こると，2つの問題が生じます。「うっ血」と「低心拍出」です。このうち，低心拍出は心不全全体の約1〜2割にすぎません。わが国の急性心不全の疫学研究であるATTEND Registryでは，入院時の血行動態をNohria-Stevenson分類で評価し，低灌流所見は19.4％に，うっ血所見は86.8％に認めたと報告されています[2]。つまり，多くの治療のターゲットとなるのは，実はうっ血です。うっ血は，息苦しさや浮腫など，患者の具体的な苦痛に直結しています。これは単に身体的な症状にとどまらず，患者の生活の質（QOL）に深く関わっており，患者はこの症状の軽減について生命を維持することと同等に重視しています。また，心不全治療においてうっ血を残すことは，その後の心事故につながることは多くの検討から明らかです[3,4]（図1）。

しかし，うっ血コントロールをいかに効果的に行うかは，いまだ心不全治療における重要課題であり，現状は個々の経験によるところが大きいのではないかと思います。近年はうっ血管理のための体内植え込み型デバイスや装着型デバイスなどの開発が進められ[5,6]，その有効性を検討する試験が進行中ですが，多くの心不全患者をカバーするにはコスト面や煩雑さから実用化はまだ先になりそうです。

そこで肺エコーです。肺エコーは，X線より精度よくうっ血を同定でき，何より簡便です[7]。エコーさえあればどのような場所でも可能です。そして最大の利点はうっ血を数値化し"見える化"できることではないでしょうか。そこで本書では，今までぼんやりしていたうっ血管理をクリアにし，そして経験によらないうっ血管理が可能になる方法を伝授したいと思います。

①治療標的となる徴候の多くは，うっ血である！
　※低心拍出は心不全全体の1〜2割
②うっ血は，患者のQOLに深く関わる！
③うっ血を残すと，その後の心事故につながる可能性が高い！

"To master heart failure, first master congestion"

図1　心不全治療において最初にうっ血をマスターすべき3つの理由

〜 うっ血管理の中心は利尿薬，ちゃんと使えてますか？〜

うっ血管理の中心に位置するのは利尿薬です。これっていわゆる"医者のさじ加減"，ということはないでしょうか？ 近年，エビデンスやガイドラインで治療方針が厳密に規定されている中で，実は手薄な部分がこの「うっ血管理や利尿薬の使い方」ではないかと感じています。2023年にJACC Heart Failureから心不全治療についてのレビューが発表されました[8]。いわゆる"fantastic four"と呼ばれるアンジオテンシン変換酵素阻害薬(ACEI)／アンジオテンシンⅡ受容体拮抗薬(ARB)，β遮断薬，アルドステロン拮抗薬，SGLT2阻害薬に大きな注目が集まり，エビデンスの集積のもと期待が高まっています。心不全治療はパラダイムシフトと呼ぶべき転換期にあり，これまで「利尿薬以外に有効な治療法がない」と言われていた，EF(左室駆出率)の保持された心不全(heart failure with preserved ejection fraction：HFpEF)に対しても変革をもたらす可能性があります。

では，利尿薬についてはどうでしょうか？ レビュー[8]では「Diuretic Agent as Needed(必要に応じて)」といった程度のコメントです(図2)。華々しい"fantastic four"の影で日の目を見ない縁の下の力持ち，そんなイメージが利尿薬です。では，利尿薬が表舞台に立つにはどうしたらよいでしょうか？ それは「うっ血評価を正確かつ客観的に，ベテランでも初心者でもぶれずに一定の評価軸がある」，そのような土台がまずは必要だと考えます。このあたりが整備されて初めて，利尿薬のクリアカットな使用が可能になり，心不全管理がより効果的でやりやすいものになるのではないかと考えます。

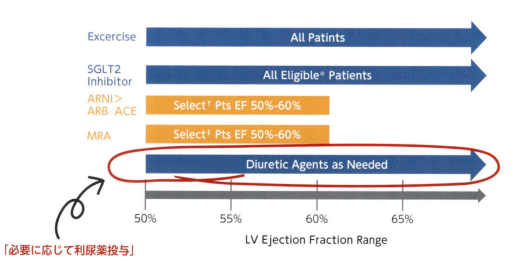

「必要に応じて利尿薬投与」

図2　HFpEF治療の選択肢とその位置づけ　　　　　　　　　　（文献8より作成）

～ うっ血評価の難しさ ～

　適切な利尿薬調整のためには，客観性の高いうっ血評価が不可欠です。ガイドラインでは，うっ血の程度に応じて利尿薬の用量を調整することが推奨されていますが[9〜11]，そもそも標準的なうっ血評価法が存在せず，軽微な肺うっ血症状や心不全入院から退院する際に残るうっ血（残存うっ血）評価など，臨床上うっ血評価が難しいケースは存在します。

　胸部X線は心不全の診断と治療効果判定に有用な検査ですが，肺うっ血の重要な所見である肺血管陰影の評価の難易度が高いです。患者が座位であるか立位であるかといった撮影条件から，基礎肺疾患（COPDなど）の存在などにより，結果が大きく影響を受けます[12]。

　また胸部X線には正常値が記載されていないため，ある程度の修練が必要です。特に上述のように，退院時や心不全早期の段階では，変化が軽微であるがゆえにその評価は一段と難しくなるのではないかと思います。胸部X線を用いたうっ血の定量方法の1つに「congestion score」があります[13]。図3[13]のように左右の肺をそれぞれ上・中・下に3分画し，各分画のうっ血所見を0〜3でスコア化する方法です。congestion scoreが高いほど肺血管抵抗は高く，また退院後の心不全イベントの発生が多いことが示されています。このように画像から定量化していく試みは，肺エコーでの定量化を考えていく上で非常に参考になりますが，やはり主観的な要素が排除しきれないのが胸部X線の難点です。

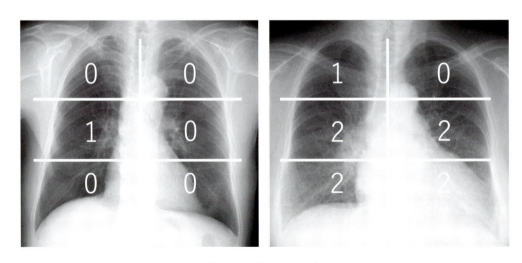

「congestion score」
左右の肺を上・中・下に3分画し，それぞれの区画でスコアリングする

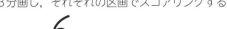

肺エコーによるうっ血定量化に通じるものがある

図3　胸部X線による肺うっ血の定量化　　　　　　　　　（文献13より作成）

うっ血評価においては，症状の確認も重要です。うっ血による影響をダイレクトに反映している点で，他のいかなる評価ツールにはない圧倒的アドバンテージがあります。ただし，問題は非心原性の症状も反映していることや，高齢者においてはダイレクトな反映と言えるのかという点です（図4）。高齢心不全患者は増加しています。「活動度の低い高齢心不全患者」に皆さん心当たりがあるはずです。「症状ありません」と言われても，活動度が低いため症状がマスクされている可能性があり，あるいは症状が出現しない範囲で活動している場合もありえます。症状の問診は，簡便かつ迅速なうっ血評価ではありますが，限界があることを知っておく必要があります。

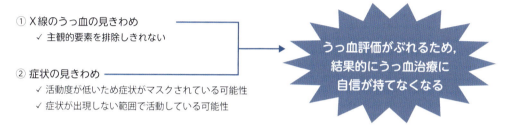

図4　うっ血評価の難しさ

〜 肺エコーによるうっ血評価のメリット 〜

　肺エコーは，これまでの問題点を解決する強力なツールです。胸部X線よりも精度よくうっ血を特定でき，症状のない隠れたうっ血を見つけ出し，数値化して共有することができます[7]。もちろん肺エコーにも限界はありますが，何よりもその手軽さが魅力です。心エコー検査のついでに，2〜3分で肺の状態をチェックできるわけですから，評価ツールが多ければ多いほど，そして"武器"は多ければ多いほどよいわけです。肺エコーは，救急領域で「point-of-care ultrasound（POCUS）」として認知され，当初は心不全の"診断"ツールとしての活用が主でしたが[5]，その役割は年々拡大しています。

　近年では，診断だけにとどまらず，肺エコーガイドによるうっ血管理の有効性を検討した研究もたくさん目にするようになりました。2019年には欧州心臓病学会から「心不全領域における肺エコー研究のための指針」が整備され[14]，2023年にはその集大成として「急性・慢性心不全における肺エコーに関するコンセンサスステートメント」が発表され，一様の見解として重要なマイルストーンになることでしょう[15]。また，2023年にはワイヤレスのセクタ対応ポケットサイズエコー（Vscan Air SL®）が発売され（図5），1人1台，誰もが白衣のポケットにエコーを持つ時代が訪れつつあります。

　今後，病院やクリニック，さらには往診においても肺エコーへのアクセスが広がりそうです。肺エコーを通じて，心不全管理がより身近なものになり，本書がその一助となることを期待しています。

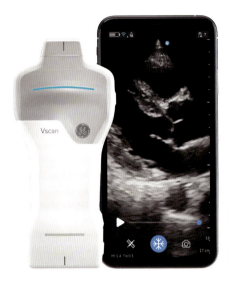

図5 Vscan Air SL®
〔GE HealthCareホームページ (https://www.gehealthcare.co.jp/products/ultrasound/vscan-air-sl) より引用〕

> **まとめ**
> - ✓ 心不全の治療ターゲットとなる大半は，低心拍出ではなくうっ血である．うっ血をマスターすることが心不全管理のkeyである．
> - ✓ 肺エコーは胸部X線よりも精度よくうっ血を特定でき，症状のない隠れたうっ血を見つけ出し，数値化して共有することができる．
> - ✓ 肺エコーの最大の魅力はその手軽さ．心エコー検査のついでに2〜3分で肺うっ血をチェックすることができる．
> - ✓ ワイヤレスエコーの登場によって，肺エコーはベッドサイドでのより身近な評価ツールとなり，心不全管理の武器になることが期待される．

1-2：うっ血をステージで考える

～ うっ血を分類する ～

　"うっ血"という用語の守備範囲は広いです。状況によっていろいろな使い分けがされており，時にコミュニケーションの中で意図が噛み合っていないと感じることがあります。たとえば，ある医師は自覚症状があれば"うっ血"ありと考え，別の医師はX線での肺うっ血を"うっ血"ありと表現することもあるでしょう。あるいはBNPが高い，右心カテーテルで左房圧が高いなどの理由から"うっ血"ありと判断する人もいますし，あるいは浮腫が強いから"うっ血"ありと表現する方もいます。このように，"うっ血"の意味合いが状況や解釈する医師によって変わることが，この用語の曖昧さと捉えどころのなさを生み出しています。

　本書『心×肺エコー』では，この点をもう少し詳しく探求し，"うっ血"を再定義して分類することを目指しています。それが患者の現在地をクリアにし，適切な治療を行う手助けになると考えるからです。

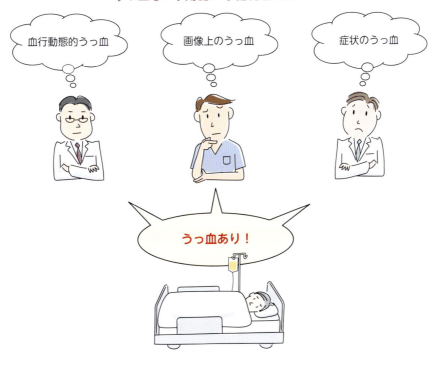

〜 うっ血のパターンは？ 〜

　うっ血のパターンには大きくわけて2つあります。1つはhemodynamic congestion（血行動態的うっ血），もう1つはclinical congestion（臨床的うっ血）です[16]。

　hemodynamic congestionとは，循環血液量が"至適な量"よりも増加し，左室拡張末期圧が上昇している状態を指します。評価は，カテーテル検査によって肺動脈楔入圧や左室拡張末期圧を測定する侵襲的な評価や，心エコーによる間接的な左房圧の推定で行います。BNPもhemodynamic congestionの指標の1つです[17]。ただ，BNP値は腎機能や年齢などの規定因子が多いため，hemodynamic congestionの有無を，BNPの絶対値だけですべての患者に同じように評価することはできません。

　一方，clinical congestionとは，心不全の症状や徴候が臨床的に見られる状態を指します。胸部X線での肺うっ血像，浮腫やラ音といった身体所見，息切れなどの心不全症状が該当します。この最終形態は心不全入院ということになるでしょう。

　そして，これらうっ血の進展は，hemodynamic congestionがまずあって，次にclinical congestionへと進展するという考え方です（ステージング）。日常診療でよく利用するうっ血の評価指標が，どちらのタイプなのか一度考えてみて下さい（図6）。意外と混同していたということがあるかもしれません。

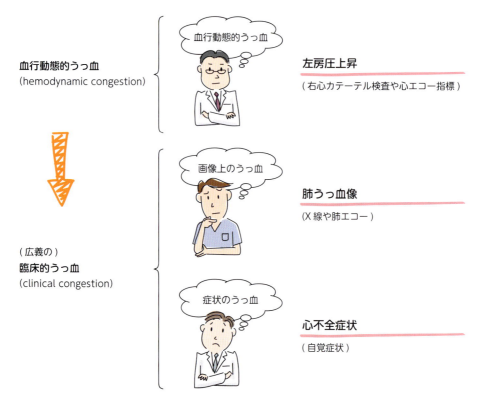

図6 うっ血をステージで考える

～ Subclinical congestion（潜在的うっ血）とは？ ～

　肺エコーを用いることで，無症状の患者でも，潜在的な肺うっ血を検出できるようになりました。こうした経緯もあり，最近では「subclinical congestion」という概念を論文内でよく見かけます[18]。つまり，潜在的なうっ血が，予後と関連しているかを検討した報告例が増えているということです。

　また，肺うっ血を考える上で，症状の有無は大事な分水嶺になります。肺エコーの進歩により，現在では潜在的な肺うっ血も検出可能です。この進歩を鑑みて，clinical congestionをさらに症候性と無症候性に分けることは合理的と考えます。症候性は狭義のclinical congestionの典型例で，無症候性はsubclinical congestionという新たなカテゴリーとして認識するのが適切でしょう。これにより，うっ血の進展様式は，図7のような形としてアップグレードすることができます。

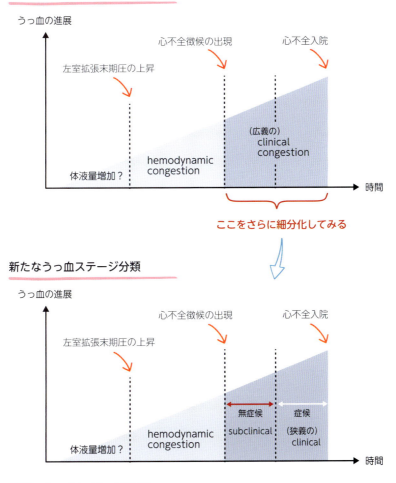

図7　うっ血ステージ分類

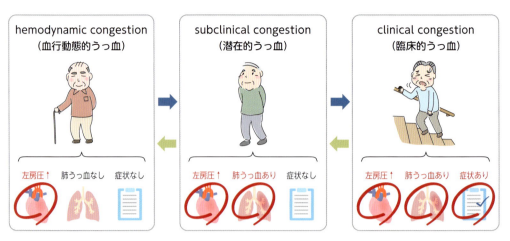

図8 各ステージの患者プロファイル

　狭義のclinical congestionに該当する患者像は，左房圧が高く，BNPも高値です．画像上も肺うっ血像を認め自覚症状もあり，一番心不全らしいグループでしょう．一方，subclinical congestionの患者像では，左房圧やBNPは高値で，画像上も肺うっ血はありそうだが自覚症状はない，そんなグループです．hemodynamic congestionの患者像は，左房圧やBNPは高値ですが，画像上のうっ血像や自覚症状もないグループです（図8）．心不全の進展は，まずhemodynamic congestionから始まります．そこからsubclinicalを経てclinical congestionへと進展し，逆に治療が進むと，clinicalからsubclinicalを経てhemodynamic congestionの方向へ向かいます．このように考えると，「現在治療を受けている目の前の患者は，うっ血ステージのどの段階にいるか」という視点に変わり，心不全治療も少し整理されるのではないでしょうか？

～「心×肺エコー」を使って分類する！～

　心不全を「うっ血」という観点から分類し整理するためには，心エコーだけでも肺エコーだけでも成立させることはできません．両者が必要です．心エコーが得意とするのは圧に関する評価であり，それによって血行動態的評価を可能にします．一方，肺エコーは「肺うっ血」という異なる心不全の側面を浮き彫りにしてくれます．

　自覚症状の不確実性とX線による軽微なうっ血の検出の難しさは，心不全管理における大きな課題です．これらの問題は肺エコーによってカバーできる可能性がありますし，なにより簡便でわずか数分の検査時間を追加することで可能になります．であれば，我々が通常行っている心エコー評価に肺エコーを組み合わせることで，より総合的なうっ血ベースのモニタリングが実現し，治療のガイドとして最適なのではないかと思うわけです．もし「心臓＋肺」の組み合わせに違和感があれば，下大静脈の例を考えてみて下さい．下大静脈は厳密には腹部臓器に属しますが，

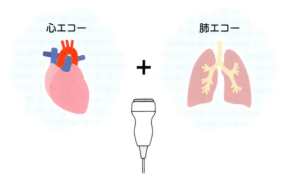

肺エコーの循環器内科医としての使い道は，
うっ血管理のガイドに使うこと

心エコー検査の範疇として，特に疑問なくルーチンで評価しているはずです．肺エコーも同様に，心臓の状態を鋭敏に反映する項目として認知され，願わくば心エコー検査に組み込まれることを期待しています．

まとめ

✓ うっ血を3つのステージで考える．
　① hemodynamic congestion，② subclinical congestion，③ clinical congestion
✓ subclinical congestionを同定する上で，肺エコーは重要な役割を担っている．
✓ 心エコー評価に肺エコーを組み合わせることで，より総合的なうっ血ベースのモニタリングが可能となり，治療のガイドとして活用できる可能性がある．

第1章 文献

1) Cleland JGF, et al: To master heart failure, first master congestion. Lancet. 2021; 398(10304): 935-6.
2) Sato N, et al: Clinical features and outcome in hospitalized heart failure in Japan (from the ATTEND Registry). Circ J. 2013; 77(4): 944-51.
3) Platz E, et al: Lung Ultrasound in Acute Heart Failure: Prevalence of Pulmonary Congestion and Short- and Long-Term Outcomes. JACC Heart Fail. 2019; 7(10): 849-58.
4) Imanishi J, et al: Association between B-lines on lung ultrasound, invasive haemodynamics, and prognosis in acute heart failure patients. Eur Heart J Acute Cardiovasc Care. 2023; 12(2): 115-23.
5) Volpicelli G, et al: International evidence-based recommendations for point-of-care lung ultrasound. Intensive Care Med. 2012; 38(4): 577-91.
6) Platz E, et al: Lung ultrasound: monitoring congestion in patients with heart failure. Eur J Heart Fail. 2019; 21(12): 1614-5.
7) Martindale JL, et al: Diagnosing Acute Heart Failure in the Emergency Department: A Systematic Review and Meta-analysis. Acad Emerg Med. 2016; 23(3): 223-42.

8) Desai AS, et al:How to Manage Heart Failure With Preserved Ejection Fraction: Practical Guidance for Clinicians. JACC Heart Fail. 2023;11(6):619-36.

9) 日本循環器学会/日本心不全学会合同. 急性・慢性心不全診療ガイドライン（2017年改訂版）. https://www.j-circ.or.jp/cms/wp-content/uploads/2017/06/JCS2017_tsutsui_h.pdf.　2024年12月閲覧

10) McDonagh TA, et al: 2021 ESC Guidelines for the diagnosis and treatment of acute and chronic heart failure: Developed by the Task Force for the diagnosis and treatment of acute and chronic heart failure of the European Society of Cardiology (ESC). With the special contribution of the Heart Failure Association (HFA) of the ESC. Eur J Heart Fail. 2022;24(1):4-131.

11) Heidenreich PA, et al: 2022 AHA/ACC/HFSA Guideline for the Management of Heart Failure: A Report of the American College of Cardiology/American Heart Association Joint Committee on Clinical Practice Guidelines. Circulation. 2022;145(18):e895-e1032.

12) Onishi K, et al: Prevalence of airflow limitation in outpatients with cardiovascular diseases in Japan. Int J Chron Obstruct Pulmon Dis. 2014;9:563-8.

13) Melenovsky V, et al:Lung congestion in chronic heart failure: haemodynamic, clinical, and prognostic implications. Eur J Heart Fail. 2015;17(11):1161-71.

14) Platz E, et al:Expert consensus document: Reporting checklist for quantification of pulmonary congestion by lung ultrasound in heart failure. Eur J Heart Fail. 2019;21(7):844-51.

15) Gargani L, et al:Lung ultrasound in acute and chronic heart failure: a clinical consensus statement of the European Association of Cardiovascular Imaging (EACVI).Eur Heart J Cardiovasc Imaging. 2023;24(12):1569-82.

16) Picano E, et al: Lung Ultrasound for the Cardiologist. JACC Cardiovasc Imaging. 2018;11(11):1692-705.

17) Iwanaga Y, et al:B-type natriuretic peptide strongly reflects diastolic wall stress in patients with chronic heart failure: comparison between systolic and diastolic heart failure. J Am Coll Cardiol. 2006;47(4):742-8.

18) Rivas-Lasarte M, et al: Prevalence and prognostic impact of subclinical pulmonary congestion at discharge in patients with acute heart failure. ESC Heart Fail. 2020;7(5):2621-8.

第2章

心エコーによる心不全管理
習得のためのハウツー

2-1：「心×肺エコー」における心エコーの役割

　心不全管理を，肺エコーだけで完結させることはできません。やはり心エコーあってこその肺エコーであり，本書でも心エコー検査に触れずして心不全管理を語ることはできません。ただし，心エコーに関する良書は，既に数多く存在します。本書の役割は，それらの内容を詳しくおさらいするのではなく，「心×肺エコー」ならではの切り口で触れてきたいと考えています。

　「心×肺エコー」における心エコーの役割は3つあります（図1）。

　1つ目は，うっ血ステージを考えるためです（図1の考え方①）。血行動態的うっ血を考える上で心エコーは不可欠です（図2）。

　2つ目は，肺うっ血と心拍出量の最適バランスを考えるためです（図1の考え方②）。肺うっ血をしっかり治療した先には，低心拍出状態のリスクが待っています。フランク・スターリングの

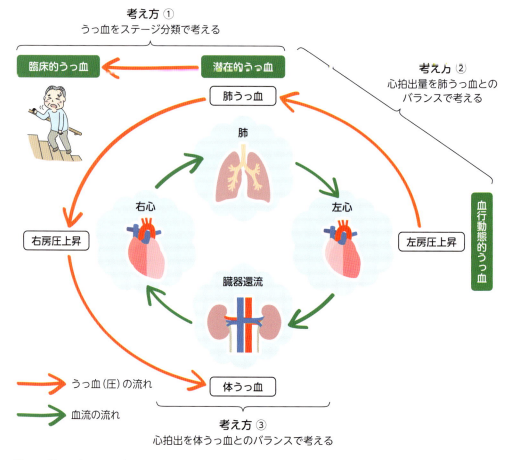

図1　「心×肺エコー」における心エコーの3つの役割

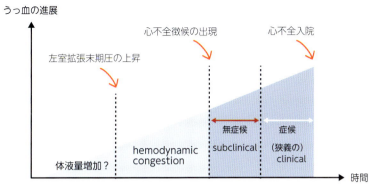

図2 考え方① うっ血をステージ分類で考える

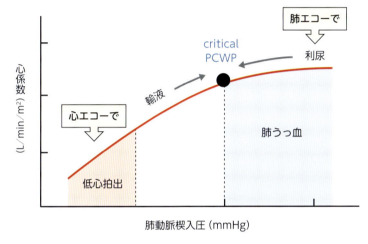

図3 考え方② 心拍出量を肺うっ血とのバランスで考える

法則による心拍出量曲線を思い出してほしいのですが，前負荷（左房圧）に応じて心拍出量は**図3**のように描くことができます．肺うっ血患者を利尿薬でしっかり治療することで，静脈還流曲線との交点は左にシフトし，うっ血閾値（critical PCWP）から脱することができます．しかし，水を引きすぎると，この先には心拍出量曲線の下行脚が待っています．つまり，前負荷の減少に応じた心拍出量の直線的な低下です．これらから言えることは，「心拍出量をあまり落とさない程度に，しっかり肺うっ血の治療を行う」ことが肝要です．心拍出量曲線を実際の患者でリアルに描くことは困難です．しかし，「肺うっ血」と「心拍出量」を定量化して見える化し，さらにベッドサイドや外来などのポイントポイントで経時的にフォローすることで，うっ血閾値と下行脚を自分なりの感覚に落とし込み，個々の患者に応じた心拍出量曲線をイメージすることはできそうです．

　3つ目は，心拍出量と体うっ血とのバランスで考える視点です（**図1**の考え方③）．体うっ血の評価や考え方については「第7章：心×肺エコー＋α」で詳述します．本項での体うっ血は，腎

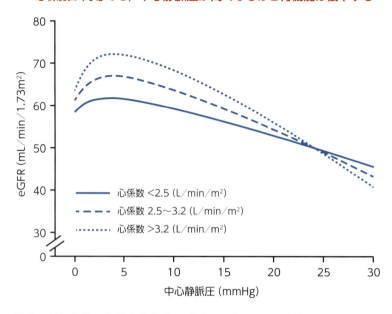

図4 考え方③　心拍出を体うっ血とのバランスで考える

(文献1より引用改変)

うっ血を想定しています。「考え方②」では，心拍出量を，後方に位置する肺うっ血とのバランスで考えましたが，前方の体うっ血とのバランスも重要です。心拍出量が問題ないかを判断するには，それ単独では不十分です。心臓から駆出された血液を，受け止める側のうっ血状況も考える必要があります[1,2]。たとえば，受け止める側（臓器）のうっ血（圧）が強く，心拍出量も低い状況が最も辛いことは想像できるのではないでしょうか。逆に，最も好ましいのは受け止める側のうっ血（圧）がなく，心拍出量も維持されているパターンです（**図4**）[1]。このように考えると，心拍出量を，その値のみで良し悪しを決めるには無理があって，受け手側との相対的なバランスの中で臓器還流の最適化を考える視点がキーになるわけです。

「心×肺エコー」が目指すゴールは，ベッドサイドでの日々の心不全管理に役立てることです。そのため，ドプラでの細かな計測によらず，できるだけビジュアル評価で迅速に治療の意志決定につなげることを目標にしています。

> **まとめ**
> ✓ 「心×肺エコー」における心エコーの役割は，①血行動態的うっ血，②心拍出量と肺うっ血，③心拍出量と体うっ血，これらのバランスを評価すること

2-2：左房圧の推定

〜 左房圧を分解！〜

なぜ「左房圧」を知りたいかというと，それが「左心不全の血行動態的本質」だからです。「左房圧が上昇して（＝血行動態的うっ血），肺うっ血になる（＝潜在的うっ血や臨床的うっ血）」ということに異論はないと思います。この「左房圧が上昇」という部分を，本書ではもう少し細かく分解して考えてみたいと思います。

図5は左心系の血行動態を表す心内圧波形です。「左房圧が高い」と表現するとき，いったいこの波打つ波形のどこを基準に左房圧が高いと判断していますか？ 単に全体の波形が上にシフトしていたら，左房圧が高いと考えてよいのでしょうか。左房圧について考えるとき，以下の3つの測定ポイントを押さえておく必要があります。

①左室充満圧
②左室拡張末期圧
③平均左房圧

左室充満圧とは，左房から左室へ血液が充満する圧のことです。図5では，拡張早期に左室圧と左房圧が交差する点をそう呼んでいます。**左室拡張末期圧**も，日常臨床でよく耳にする用語だ

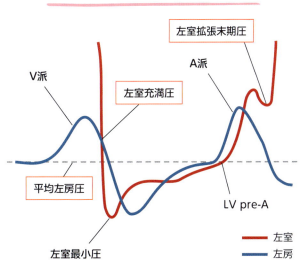

図5 左心系の心内圧波形

と思います。文字通り"左室の拡張末期における圧"のことで，左室が収縮を開始する直前の左室圧であることから，前負荷の代理指標とも言われています。**平均左房圧**は，心房が収縮を開始する直前の圧 (pre-A pressure) を平均左房圧の代理指標として用いることが最も一般的です[3]。

　実際の臨床において，この3つを完全に区別するのは現実的ではなく，左房圧（あるいは左室充満圧）として一律に表現することに問題はありません。ただ，頭の中ではこれらの区別を意識してエコーパラメータを見始めると，それぞれの指標に深みが出るはずです。そして何より「左房圧」を3つに分解することで，心不全の進展プロセスをより詳細に把握することにつながります。

　「左房圧が上昇して肺うっ血になる」というプロセスは，以下のようにブラッシュアップすることができます。

> 正常圧→弛緩障害→左室拡張末期圧上昇→左室充満圧上昇→平均左房圧上昇→肺静脈圧上昇→肺うっ血

　「左房圧が上昇」と一括りに捉えていた部分を分解し，どのポイントが上昇しているかを考えることで，目の前の患者における心不全の進展状況を，より詳細に把握できるのではないかと考えます。

　実際に心エコーだけで，このようなステージングがクリアカットに可能かというと難しい面はありますが，そこに近づくことはできます。まずは，日頃から馴染みのある「左房圧」指標を，改めておさらいしてみることから始めましょう（**図6**）。

　まず，経僧帽弁血流のE波について考えてみましょう。E波は拡張早期の左房-左室間の圧較差に依存するため，通常，高齢者ではE波の増高は左室充満圧の上昇を示唆します。E波の成り立ちは，左室の弛緩能と左房のV波との圧較差によって形成されます。健康な心臓であれば，弛緩能が良好なため左室圧が急峻に低下し，その結果，圧較差が大きくなりE波は増高します。一方，心臓に問題がある場合のE波増高は，左房圧（V波）の上昇，つまり左室充満圧上昇による圧較差の増大が原因です。これは正常な心機能とは逆の意味合いになるため注意が必要です。E/e'値やE/A比も，E波の成分を含むことから同様の理由で，左室充満圧の指標と考えてよいでしょう。

　では，三尖弁逆流圧較差 (tricuspid regurgitation-pressure gradient：TR-PG) はどうでしょうか。これは，慢性的な左室圧や左房圧の上昇を反映した結果と考えられますので，左室充満圧や平均左房圧を反映していると考えられます。

　次に，肺静脈血流に関する指標です。肺静脈ドプラから得られるS/D比は，平均左房圧とよく相関することが言われています[4]。特にS波が重要です。S波は，左室の収縮時に左房が広がることで，肺静脈からの血液をいったん溜め込むリザーブのフェーズを示しています（**図7**）。つまり，S波の減高は，肺静脈からの血液を受け止める余地が少なくなってきていることを意味します。S波は左房と肺静脈との圧較差によって形成されるため，（肺静脈圧が大きく変わらなけ

STEP2：用語とエコー指標を対応させて考える

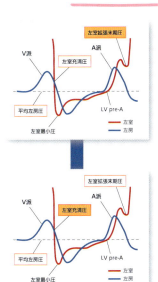

左室拡張末期圧
A波高，Ar波高と持続時間，$Ar_{dur}-A_{dur}$，diastolic MR，B-B'ステップ，左房容積係数

左室充満圧
E波高，E/A比，E/e'値，TR-PG，左房容積係数

平均左房圧
S/D比，TR-PG，左房容積係数

図6 心内圧波形と心エコー指標の関係

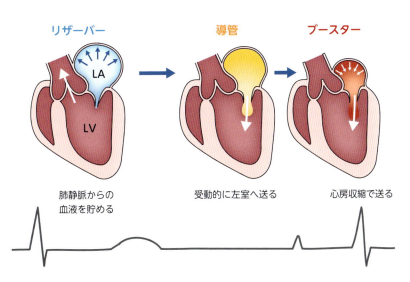

図7 左房機能の3つのフェーズ

れば) S波の減高は左房圧の上昇を示唆しているというわけです。

　左室拡張末期圧の上昇を特定するのは少々手強いですが，ここをうまく拾い出すことこそが心エコーの最大の売りではないかと考えます。これには肺静脈血流のA波 (PV-Ar) が必要で，計測が難しいことは多々ありますが，左室拡張末期圧上昇をダイレクトに反映した指標として重要な意味を持っています。左室拡張末期圧の上昇は，左房にとっての後負荷に相当します。PV-Arは，左房から左室に入りきれなかった血流を意味しますので，左室拡張末期圧の上昇はPV-Arを増高させ持続時間を延長させることになります。

　肺静脈血流が撮りにくい症例があることには，私も強く同意しますが，左心不全パラメータとして非常に鋭敏で情報量が多くとても有用です[5]。2016年の米国心エコー図学会 (American Society of Echocardiography：ASE) が提示したガイドライン[6]からは，肺静脈血流の計測は「検者間の誤差」「手技が安定しない」などの問題点から必須の項目ではなくなりましたが，普段から撮って波形に慣れ，いざ迷うときにしっかり活用できるようルーチンで取得しておくことをお勧めします。

～ 左房圧を「じっくり評価」～

心不全を血行動態的ステージとして再考

　左房圧の評価方法として，2016年にASEが発表した拡張能評価ガイドラインからのフローチャートが広く活用されています (図8)[6]。日本の循環器学会ガイドラインでも同様のものが採用されています。まず，経僧帽弁血流の解析に始まり，そこで判断がつかない場合は多数決方式です。たとえば「3基準中2つ該当すれば左房圧上昇」といった具合に機械的に判断し，あとはこのチャートに沿って多数決で進めていけばオーケーです。これはこれで非常に使い勝手がよい方法なわけですが，残念ながら左房圧に関する細かな情報，すなわち左房圧上昇が左室拡張末期圧の上昇によるものか，あるいは左室充満圧や平均左房圧の上昇によるものか，そういった情報を読み取ることはできません。

　左房圧上昇のプロセスは以下の通りです。

> 弛緩障害→ 左室拡張末期圧上昇→左室充満圧上昇→平均左房圧上昇→肺静脈圧上昇
> →肺うっ血

心エコー指標を使って，各プロセスを識別できないか考えてみましょう (図9)[7]。

1. 正常ステージ

　主に若い方に見られるパターンです。　左室の良好な弛緩によって左室圧は急峻に低下し，左房から左室へ血液を吸引 (suction) することでE波が形成されます。良好な弛緩能を反映

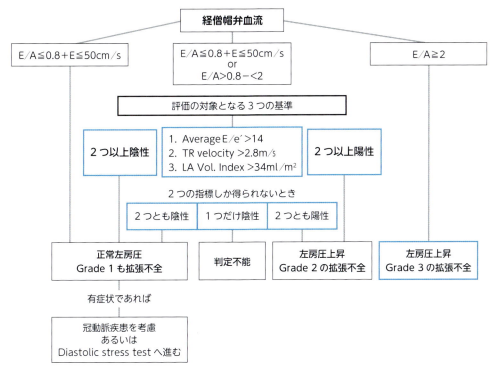

図8 左室収縮機能障害症例，左室心筋疾患の存在が明らかな症例における左室充満圧の推定と拡張機能分類
(文献6より作成)

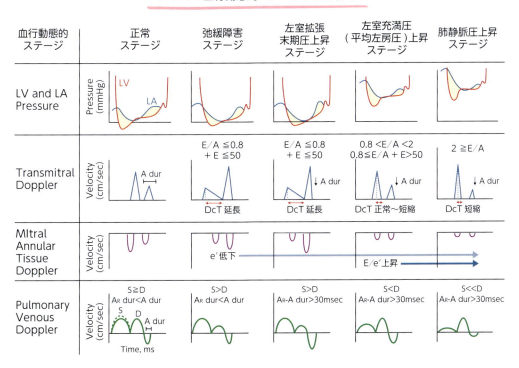

図9 血行動態的ステージとドプラ指標
(文献7より引用改変)

してe'は高く，E波は増高し，代わりにA波は減高します。左房のリザーブも問題ないため，S波がしっかりと確認できることが多いです。左室の吸引が非常に強い場合，吸引のみで左房から左室への十分な血流が引き込まれるため，左房がリザーブする必要もなくなり，S波がそれほど増高しないケースもある点には留意が必要です[7]。

2. 弛緩障害のステージ

主に健康な高齢者に見られるパターンです。年齢とともに弛緩能が低下することで，拡張早期の左室と左房間の圧較差が小さくなりE波は減少，代わりに心房収縮により左房内に残った血液が左室へ送り込まれ，A波が増加する形となります。この段階での左房圧上昇はないため，肺静脈血流のS波は増加し，S/D比が1を超えることが多いです。

3. 左室拡張末期圧上昇のステージ

弛緩障害があって左室拡張末期圧は上昇しているが，左室充満圧の上昇には至っていない状態です。心不全の準備状態とも言えるでしょう。E/AやE/e'，S/Dからは「弛緩障害のステージ」と一見変わらないように見えますが，PV-Arは増高し持続時間が延長しているのがわかります。これは左室拡張末期圧が上昇していることで，左房から左室へ順行性に入りきれなかった血流が，肺静脈へ逆流していることを反映しています。血圧上昇や容量負荷によって容易に左室充満圧上昇へ移行することが想像できます。

4. 左室充満圧（平均左房圧）上昇のステージ

さらに進行すると左室充満圧が上昇し，E波が増高します。僧帽弁流入波形は，いわゆる偽正常化パターンとなり，E/e'は上昇しています。肺静脈血流ではS波が減高し，S/D比は1より小さくなって平均左房圧も上昇していることが予想されます。

5. 肺静脈圧上昇のステージ

ここまでくると肺うっ血の危険域です。僧帽弁流入波形はいわゆる拘束型になり，特筆すべきは肺静脈血流の変化です。S波が非常に小さい，あるいはほとんど見えないこともあります。そのぶんD波が顕著に増高します。S波が非常に小さくなるのは，左房のリザーブする力がなくなっているためです。肺静脈からの血液をリザーブできず，圧を左房で緩衝できないため，わずかな左室内圧の変化もダイレクトに肺静脈圧へ伝播してしまうイメージです。また，PV-Arは痕跡的で確認できないことが多いです。肺静脈圧まで高くなってしまうと，左房から肺静脈への逆流も起こりません。つまり，心房が収縮しても血流は前にも行けず（左室拡張末期圧上昇のため），後ろにも行けない（肺静脈圧上昇のため），そのような状態です。

6. 肺うっ血のステージ

肺うっ血が出現しているかを確認します。ここからは，まさに本書で解説する肺エコーがその真価を発揮します。

このようにドプラ指標，とりわけ肺静脈血流ドプラを駆使することで，概念的にはなりますが，心不全の進展プロセスを感覚としてつかむことができます。もちろん現行の拡張能評価のフローチャートを用いて「左房圧が高い・低い」と表現することに異論はありません。ただ頭の中では，それぞれのエコー指標がどの圧に対応し，心不全の進展プロセスにおいてどの段階に位置しているか，考えを巡らすことは心不全診療の質向上につながるのではないかと考えます。

～ 左房圧をベッドサイドで「visual評価」～

じっくり時間をかけてドプラ評価を行うことも大切ですが，日々の臨床現場では「ポータブルの簡易エコーでポイントだけ見たい」という場面も多々あります。たとえば，下大静脈 (inferior vena cava：IVC) を観察して体液量を推測したり，肺エコーで肺うっ血の有無を確認したり…そんな場面です。左房圧評価というと，ドプラなしでは難しいと思われがちですが，視覚的にチェックできる，まさに裏技的な方法もありますので紹介したいと思います。

僧帽弁と三尖弁における開放のタイミングに注目

左室への急速充満期における房室弁開放のタイミングは，通常三尖弁が先行しますが，左房圧が上昇すると僧帽弁の開放が先行するようになります。その理由は非常に合理的で，心内圧波形をイメージするとわかりやすいです。左房圧のV波部分が上昇すると，左室圧の下行脚との交点の時相が前に移動するからです。このタイミングのズレを視覚的評価で検証した報告があります[8]。図10[8] のようなVMT score (visually assessed time difference between mitral valve and tricuspid valve opening score) を作成し，平均肺動脈楔入圧との関連を検討されています。結果は，VMT scoreが高いほど肺動脈楔入圧は上昇し (score 0，10±5mmHg；score 1，12±4mmHg；score 2，22±8mmHg；score 3，28±4mmHg；P＜0.01)，特にVMT score 2点以上で有意な左房圧上昇 (肺動脈楔入圧 15mmHg以上) を検出することができました。これらは，従来指標である拡張能評価よりも高い予測精度を示し，VMT score 2点以上の患者は，1点の患者よりも心血管イベントのリスクが高いことを示しました。従来指標が苦手とする心房細動患者においても有効です。

VMT scoreの概略を見ていきましょう (図10)[8]。少々ややこしいのが難点ですが，考え方はシンプルです。開放のタイミングによって0～2点を割り当てます。つまり，「三尖弁のほうが僧帽弁より開放が速ければ0点」，「同時であれば1点」，「僧帽弁のほうが三尖弁の開放より速

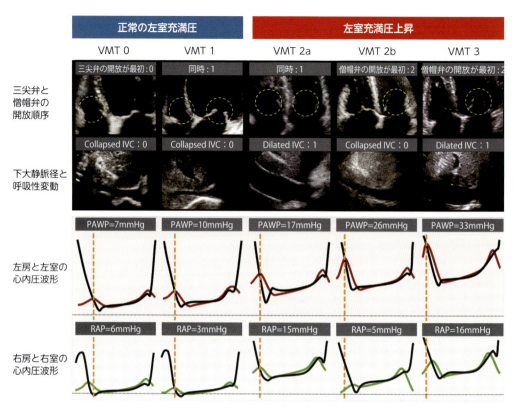

図10 VMT scoring
VMT：Visually assessed time difference between mitral valve and tricuspid valve opening
RAP：Right atrial pressure, PAWP：Pulmonary artery wedge pressure　　　　（文献6より引用改変）

ければ2点」といった感じです．ここでスコアリングが完結すればスッキリするのですが，さらにIVCの評価を加える必要があるため，少々ややこしく感じるかもしれません．僧帽弁・三尖弁における開放のタイミングは，左心系と右心系の相対的な関係で決まるため，右心系の要素も加味する必要があったのではないかと推測します．IVC評価には0点と1点の割り当てがあり，「IVCが拡張している，あるいは呼吸性変動がなければ1点」，「IVCの拡張がない，あるいは呼吸性変動があれば0点」です．以上から，「開放のタイミング」と「IVC評価」を合計したものがVMT score（0～3点）となり，2点以上が左房圧の上昇と予後不良を予測するカットオフになります．実際やってみると，意外と開放のタイミングがズレることに気づかされ，大変興味深い視点だと思いました．まさに，ベッドサイドでも活用できる指標で，視覚的評価に基づくものを科学的根拠として証明されている点でも素晴らしい知見だと思います．

視覚的に左房の動きを見てみましょう

　私たちは普段，左室の動きはよく観察していますが，左房についてはどうでしょうか？　左房の場合は，収縮よりも拡張の仕方に注目します．まずは，左房機能についておさらいです．左房

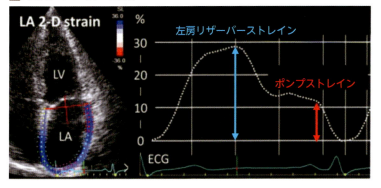

A 左房ストレインの波形

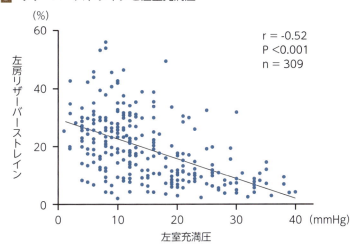

B リザーバーストレインと左室充満圧

図11 リザーバーストレインと左室充満圧の関係

(文献9より引用改変)

機能は大きく3つのフェーズに分けることができます（図7）。まず，肺静脈からの血液を受け入れるリザーブ機能，次に溜め込んだ血液を肺静脈から左房を経て左室へと送り出す導管機能，そして最後に，心房収縮によって血液を送り出すブースターポンプ機能です。特に注目すべきは，左房のリザーブ機能です。左室が収縮するタイミングに，左房が「ぐっと押し広がる」ことで血液をリザーブします。この「左房が押し広がっている」間に，肺静脈からの血液が左房に溜め込まれるイメージで，肺静脈血流でいうところのS波に相当します。S波の減高が左房圧の上昇と密接に関係していることは先述しましたが，これを左房の物理的な動きとして推測するのがポイントです。つまり，視覚的に左房の「押し広がり」が弱ければ，S波も小さくなることが予想されます。この点については，左房ストレインで考えると，より理解しやすいかもしれません。

図11Aは左房ストレインの波形を示しています[9]。縦軸は左房の伸び縮みの変形率（ストレイン値），横軸は時間軸を表しています。つまり，大きな山を形成している部分がリザーバーストレイン値で，この値が高いほど，左房は大きく「押し広がっている」というわけです。リザーバー

ストレイン値と左室充満圧との関係を示した**図11B**を見ると，両者は負の相関にあることがわかります[9]。個人的な感覚としても，ストレインで得られるリザーバーストレイン値と，視覚的に観察される左房の「押し広がり」具合は，おおむね一致しているという印象です。微妙な変化まで視覚的に識別し数値化することは難しいですが，「まったく広がっていない」や「かなり弱そう」といったざっくりとした視覚的な定性評価はある程度可能だと思います。

このような左房の広がり方を，視覚的に「preserved」「abnormal」「restricted」の3段階で評価することで，心アミロイドーシスと肥大型心筋症の鑑別に役立つとする報告があります[10]。これは心アミロイドーシスでは，心房へのアミロイド沈着が心房の動きを低下させるためです。左房の視覚的評価が有用であることを示唆するエビデンスと言えるのではないでしょうか。ほかにも，左房圧上昇を視覚的に評価する例として，「拡張期の僧帽弁逆流 (diastolic MR) の有無」や「大動脈弁逆流の左室内でのカラーの"のり具合"」が挙げられます。

まとめ

- ✓ 左房圧を分解して血行動態的にステージング，心不全の進展状況をよりクリアにしよう。
- ✓ 左室拡張末期圧上昇のステージをうまく拾い出すのが心エコー評価のキーになる。
- ✓ 左房圧推定の視覚的評価には，弁の開くタイミングと左房の広がり方に着目するとよい。

2-3：右房圧の推定

〜 最適な右房圧を考えるための3つの視点 〜

「右房圧が高い」とき，考えるべき3つの視点があります。

1. 左心不全を推し量る視点

　右房圧は，左心不全の程度を推し量るための指標になりえます。右心カテーテル検査を用いて，左房圧と右房圧との関連性を検討した報告はいくつかあります[11, 12]。図12[12]を見ていただくとわかるように，右房圧は肺動脈楔入圧と正の相関を示し，左心系の圧をおよそ反映していることがわかります。また，肺動脈楔入圧と右房圧の両方が高値になると予後不良であることが示されました。右房圧は左房圧を推測する代理指標であると同時に，心不全の重症度を計る上で大事な視点であると考えます。

2. 前負荷を推し量る視点

　右房圧を，前負荷を推し量る指標として捉える視点も必要です。フランク・スターリングの法則が示すように，前負荷が大きくなるほど心拍出量は増大します。本来，身体は恒常性維持機能として，心拍出量が少ないと感じると，神経体液性因子を活性化させて体液量を増やし，右房

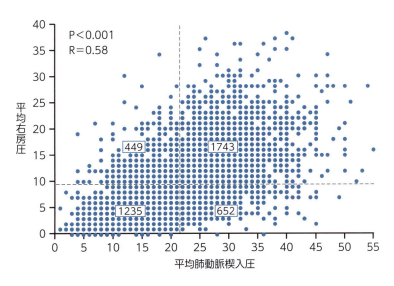

図12 平均右房圧と平均肺動脈楔入圧の関係　　　　　（文献2より引用）

を上げて心拍出量を増加させる方向へ働きます。つまり，身体が必要性を察知して右房圧を上げて心拍出量を維持している場合もあり，単純に右房圧が高いからといって無理に下げるべきではない状況も存在するわけです。

3. 臓器うっ血を推し量る視点

右房圧は，肝うっ血，腎うっ血，腸管うっ血などの臓器うっ血を推し量る指標としても重要です。

これら3つの視点を包摂する右房圧が最適解なわけですが，一律に最適な右房圧の絶対値を決めることは難しいでしょう。なぜなら，個々の患者において左心機能や右心機能は異なりますし，それによって適切な前負荷も変わるはずです。また，許容できる臓器うっ血も人それぞれ違います。現時点で言えることは，「臓器うっ血をきたさない程度に右房圧を下げつつ，適切な前負荷（心拍出量）を維持できるぐらいの体液量をキープする」という基本的な指針です。実際には，試行錯誤が必要になることも多いでしょう。少なくとも健全な循環として簡単に確認できることは，右房圧そのものよりも，右房への還流が滞りなくスムーズに行われているかどうかです。エコー検査は，右心カテーテルでは得られないフローの情報を可視化できますので，下大静脈（inferior vena cava：IVC）の張り具合や呼吸性変動から，圧ではなく「還流のスムーズさ」という観点で視覚的に捉えてみるのも興味深い視点だと思います。

～ 右房圧の評価方法 ～

右房圧の推定には，IVCを用います。IVCを測定するには，心窩部からIVC長軸像を描出し，右房との合流部から約0.5～3.0cmの位置にある肝静脈の尾側で，呼気終末時に測定した前後径をIVC径として評価します。sniffing（鼻すすり）で50％以上の径の短縮があれば，呼吸性変動ありと判定します。IVC径が21mm以上で呼吸性変動がない場合，右房圧は15mmHg（範囲：10～20mmHg）とされます。一方，IVC径が21mm以下で呼吸性変動がある場合，右房圧は3mmHg（範囲：0～5mmHg），この間を右房圧8mmHg（範囲：5～10mmHg）とするのが最も一般的な評価法です[13]。さらに，これらの指標に加えて，三尖弁通過血流速波形や三尖弁輪の組織ドプラ，肝静脈波形を補助的に用いて修正を加えていくアルゴリズムもガイドラインでは提案されています（**図13**）[14]。

ただ，こうした方法は広く利用されていますが，十分なエビデンスに基づいているとは言えません。2017年に行われた前向き研究では，190名の患者を対象に右房圧とIVC径の関連が検証されています[15]。IVCを用いた6種類の指標はいずれも右房圧との相関が弱く，他のエコーデータや臨床データで補正を行っても，右房圧の予測精度は十分ではありませんでした。原因として，IVC径や呼吸性変動を長軸像で評価する際に，IVCを正中で捉えていない可能性が挙げられます。

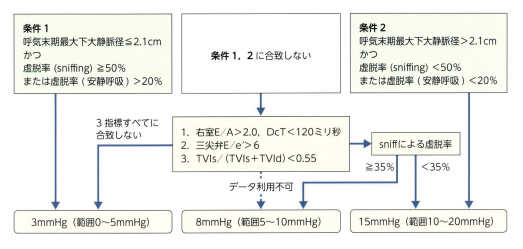

図13 右房圧推定のアルゴリズム

TVIs：肝静脈S波の時間速度積分値
TVId：肝静脈D波の時間速度積分値

（文献14より作成）

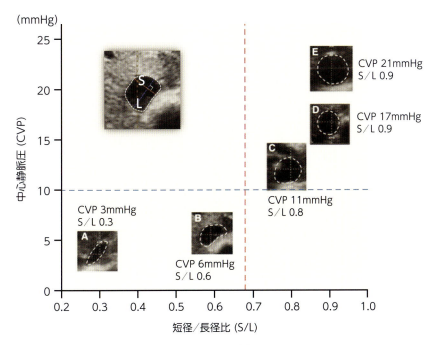

図14 下大静脈の短軸像と中心静脈圧の関係　　　（文献16より作成）

　こうした問題点をカバーする方法として，短軸像の円形度を考慮した右房圧評価が有用です。この点については，日本からの興味深い研究報告があります。60名の患者を対象に行われた研究では，3Dで記録されたIVCの短軸像を使用し，短径/長径比と中心静脈圧の関係を検証されています[16]。その結果，IVCの短径や長径単独よりも，短径/長径比が中心静脈圧と最も強い相関を示し，短径/長径比0.69をカットオフ値とすると，感度94％，特異度95％という非常に高い精度で中心静脈圧10mmHg以上であることを予測できることが報告されています（**図14**）[16]。

視覚的評価としても非常に参考になるツールです。

　また，IVC径を計測する上で考慮すべきは体格の問題です。21mmをカットオフとしたIVC径の基準は，主に米国人を対象とした研究に基づいています。そのため，この数値を日本人にそのまま適用してよいかは慎重に検討する必要があります。体表面積（body surface area：BSA）とIVC径との関連を検討した研究では，右房圧10mmHg以上を予測するIVC径のカットオフ値がBSAによって異なることが示されています[17]。具体的には，高BSA群（BSA≧1.61m²）ではカットオフ値が21mmであるのに対し，低BSA群（BSA＜1.61m²）ではカットオフ値が17mmでした。この結果から，日本人を対象とした臨床現場においては，21mmという米国心エコー図学会による数値はそのまま適用できないケースが多いのではないかと考えられます。

～ 右房圧と肺エコー ～

　右房圧単独で心不全を評価するには限界があります。前述のように，最適な右房圧を考えるためには，いくつかの視点を組み合わせて総合的に判断するのが肝要です。ここでは肺エコーとの関係性から右房圧を考えてみたいと思います。以下の4つのパターンが想定できます（図15）。

①B-line多い ＋ 右房圧高い
②B-line多い ＋ 右房圧正常
③B-line少ない ＋ 右房圧高い
④B-line少ない ＋ 右房圧正常

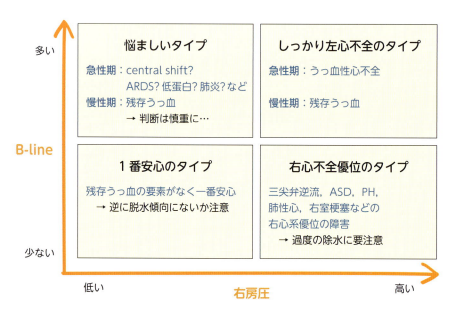

図15　右房圧と肺エコーから考える心不全

① 「B-line多い ＋ 右房圧高い」

　このパターンは，肺うっ血があって右房圧も高い状態です。シンプルに両心不全の状態が想定できます。急性期であればうっ血性心不全ですし，慢性期（治療後）であればうっ血をまだ残している（残存うっ血）可能性を考えます。症状や身体所見・バイオマーカーなども参考にしつつ，追加で何か介入できる点はないか，検討してみてもよいでしょう。

② 「B-line多い ＋ 右房圧正常」

　このパターンは悩みます…。肺うっ血はあっても右房圧は正常という状態で，左心不全と右心不全のバランスが一致していないタイプです（**不一致タイプ**）。急性期であれば，central shift のような肺水腫の病態が，理屈上イメージできます。ただ実際には，多くのケースで体液過多も併存し右房圧も上昇していますので，急性期でこのタイプはほとんど見かけません。急性呼吸促迫症候群（acute respiratory distress syndrome：ARDS）や肺炎，低蛋白血症といった心臓以外の要因も十分想定すべきパターンになります。

　では慢性期のような安定している患者ではどうか。これもパターン①と同様，残存うっ血の可能性を鑑別に考えます。パターン①と違って，肺うっ血があるのに右房圧が正常というのは，一見すると不思議に思うかもしれませんが，以下のように考えるとわかりやすいかもしれません。心不全増悪時（左心不全）には，左房圧・右房圧ともに上昇しますが，圧の後方伝播を考慮すると，高いながらも「左房圧＞右房圧」という関係が維持されます。治療により左房圧と右房圧の両方が低下しますが，右房圧が正常域に戻る一方で，左房圧が高いまま残ってしまうことがあります。これが「潜在的うっ血（subclinical congestion）」と呼ばれる状態で，左房圧がまだ高いにもかかわらず，自覚症状や顕著なうっ血像を伴わない場合です。

　注意点としては，このパターンでは右房圧が正常というところです。B-lineを肺うっ血と判断するには少し慎重になったほうがよい場合があります。特に治療経過が不明な場合は，判断を保留するのも１つの選択肢です。

③ 「B-line少ない ＋ 右房圧高い」

　肺うっ血はないけど右房圧が高い，これも**不一致タイプ**です。肺うっ血がないので左心不全の要素は否定できそうですが，右房圧が高いことから右心不全主体の病態が想定されます。たとえば，心不全治療後に三尖弁逆流が強く残るケースでは，肺うっ血は解消しても右房圧は高いまま，ということがあります。このようなケースでは，右房圧が前負荷としての役割を持つ可能性があるため，過度の除水は低心拍出につながることがあります。心拍出量にも注意しつつ，多少の浮腫は許容するぐらいの除水がよい場合もあるかもしれません。

④ 「B-line少ない ＋ 右房圧正常」

　残存うっ血の要素がなく，心不全の治療経過としては一番安心できるパターンです。現治療の

継続で問題なさそうですが，それでも気に留めておきたい点は，除水が必要以上に進んでいないかということです。もし利尿薬の減量が可能であれば，検討するタイミングかもしれません。腎機能の推移や心エコーで算出される左室流出路のVTI（velocity time integral：時間速度積分値）・心拍出量も参考にしながら，利尿剤を減らせないか検討してみましょう。利尿薬は少ないに越したことはありませんので…。

まとめ

✓ 最適な右房圧を考えるとき，以下の３つの視点が重要。
　　①左房圧を推測する代理指標，②前負荷，③臓器うっ血の程度
✓ IVC計測のピットフォールをおさえる。短軸像での円形具合も参考に。
✓ 右房圧と肺エコーを組み合わせて，４つのパターンに整理してみよう。

第2章　文献

1) Damman K, et al:Increased central venous pressure is associated with impaired renal function and mortality in a broad spectrum of patients with cardiovascular disease. J Am Coll Cardiol. 2009;53(7):582-8.

2) Damman K, et al:Decreased cardiac output, venous congestion and the association with renal impairment in patients with cardiac dysfunction. Eur J Heart Fail. 2007;9(9):872-8.

3) Nagueh SF:Left Ventricular Diastolic Function: Understanding Pathophysiology, Diagnosis, and Prognosis With Echocardiography. JACC Cardiovasc Imaging. 2020;13(1 Pt 2):228-44.

4) Kuecherer HF, et al:Estimation of mean left atrial pressure from transesophageal pulsed Doppler echocardiography of pulmonary venous flow. Circulation. 1990;82(4):1127-39.

5) Smiseth OA:Pulmonary veins: an important side window into ventricular function. Eur Heart J Cardiovasc Imaging. 2015;16(11):1189-90.

6) Nagueh SF, et al:Recommendations for the Evaluation of Left Ventricular Diastolic Function by Echocardiography: An Update from the American Society of Echocardiography and the European Association of Cardiovascular Imaging. J Am Soc Echocardiogr. 2016;29(4):277-314.

7) Silbiger JJ:Pathophysiology and Echocardiographic Diagnosis of Left Ventricular Diastolic Dysfunction. J Am Soc Echocardiogr. 2019;32(2):216-32.

8) Murayama M, et al:Simple Two-Dimensional Echocardiographic Scoring System for the Estimation of Left Ventricular Filling Pressure. J Am Soc Echocardiogr. 2021;34(7):723-34.

9) Inoue K, et al:Determinants of left atrial reservoir and pump strain and use of atrial strain for evaluation of left ventricular filling pressure. Eur Heart J Cardiovasc Imaging. 2021;23(1):61-70.

10) Higashi H, et al:Restricted left atrial dilatation can visually differentiate cardiac amyloidosis from hypertrophic cardiomyopathy. ESC Heart Fail. 2021;8(4):3198-205.

11) Drazner MH, et al:The relationship of right- and left-sided filling pressures in patients with heart failure and a preserved ejection fraction. Circ Heart Fail. 2010;3(2):202-6.

12) Drazner MH, et al:Relationship of right- and left-sided filling pressures in patients with advanced heart failure: a 14-year multi-institutional analysis. J Heart Lung Transplant. 2012;31(1):67-72.

13) Lang RM, et al:Recommendations for cardiac chamber quantification by echocardiography in adults: an update from the American Society of Echocardiography and the European Association of Cardiovascular Imaging. J Am Soc Echocardiogr. 2015;28(1):1-39.e14.

14) Rudski LG, et al. Guidelines for the echocardiographic assessment of the right heart in adults: a report from the American Society of Echocardiography endorsed by the European Association of Echocardiography, a registered branch of the European Society of Cardiology, and the Canadian Society of Echocardiography. J Am Soc Echocardiogr. 2010; 23: 685-713.

15) Magnino C, et al:Inaccuracy of Right Atrial Pressure Estimates Through Inferior Vena Cava Indices. Am J Cardiol. 2017;120(9):1667-73.

16) Estimation of Central Venous Pressure Using the Ratio of Short to Long Diameter from Cross-Sectional Images of the Inferior Vena Cava. J Am Soc Echocardiogr. 2017;30(5):461-7.

17) Taniguchi T, et al:Impact of Body Size on Inferior Vena Cava Parameters for Estimating Right Atrial Pressure: A Need for Standardization?. J Am Soc Echocardiogr. 2015;28(12):1420-7.

第3章

肺エコーによる心不全管理
習得のためのハウツー

第3章 肺エコーによる心不全管理 習得のためのハウツー

3-1：B-lineってなに？

〜 肺は右心と左心をつなぐ直列回路の1つ 〜

「肺がかぶって心臓が見えにくいなあ」と感じることは，心エコーを行う際に誰しも一度は経験したことがあるのではないでしょうか。肺は時に邪魔者扱いされがちですが，とはいえ肺は右心と左心をつなぐ直列回路の一部であり，心臓の影響をダイレクトに受ける表現系として心臓とは切っても切れない関係にあるはずです。左心系の状態が悪くなれば，その後方に位置する肺では「肺うっ血」という形で警告信号を発してくれます。

一方，右心系は肺の後方に位置しますので，肺うっ血とは無関係に思われがちですが，右心機能の低下も肺うっ血の形成に影響を与えていることが最近の研究によりわかっています[1]。右心系の問題は中心静脈圧の上昇を招き，浮腫などの右心不全症状につながることは理解しやすいと思います。一方で，この直列回路にはリンパ管という"抜け道"が存在し（図1），肺うっ血の

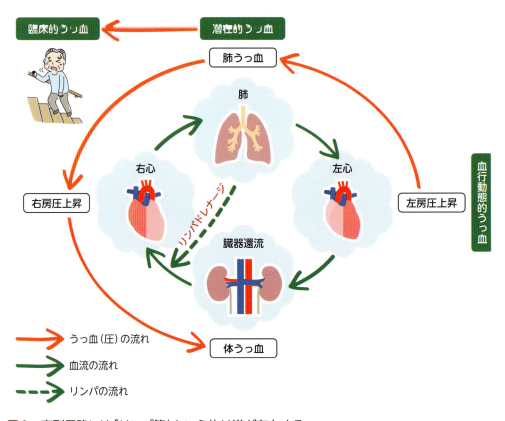

図1 直列回路には「リンパ管」という抜け道が存在する

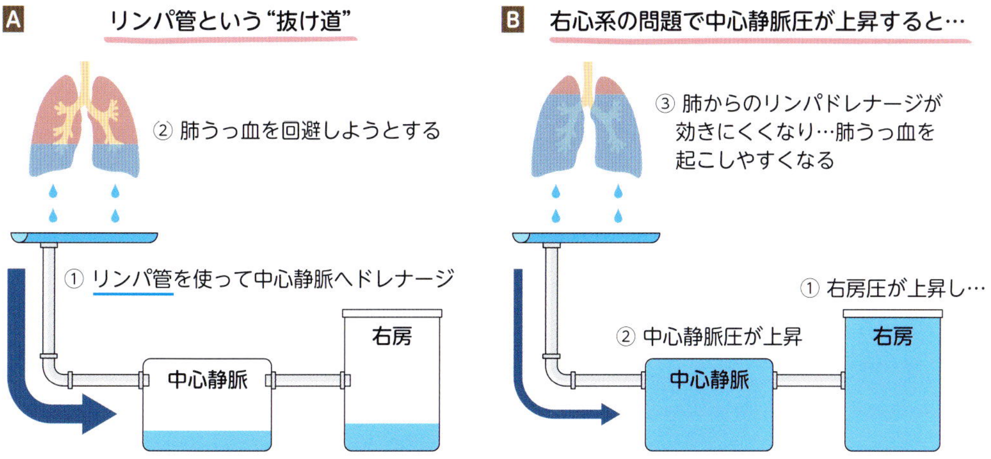

A リンパ管という"抜け道"

② 肺うっ血を回避しようとする

① リンパ管を使って中心静脈へドレナージ

右房

中心静脈

B 右心系の問題で中心静脈圧が上昇すると…

③ 肺からのリンパドレナージが効きにくくなり…肺うっ血を起こしやすくなる

① 右房圧が上昇し…

② 中心静脈圧が上昇

右房

中心静脈

図2 リンパ管を使って肺うっ血を回避するメカニズム

ような水浸しの状態になると，リンパ管が中心静脈へのドレナージ機能として役割を果たします（**図2A**）。右心系の問題で中心静脈圧が上昇すると，肺からのリンパドレナージが妨げられ肺うっ血が起こりやすくなります（**図2B**）。このことは，右心機能も独立した肺うっ血を形成する原因の1つとして認識すべきことを示唆しています。

　このように肺うっ血は，左心系・右心系のいずれからも独立して影響を受ける評価パラメータであり，「肺がかぶって心臓が見えにくいなあ」と言っている場合ではないかもしれません。

〜 B-lineってなに？ 〜

　肺エコーというニッチなジャンルには，所見に対する独自の用語がいくつかあります（**表1**）[2]。ただし，心不全領域に限って言えば，「肺エコー」と言ったときには「B-line」と同義で考えてもよいかもしれません。肺エコーの先駆者であるLichtensteinらは，間質成分が増加した肺の表面から，減衰せずに最深部まで伸びるアーチファクトを発見し，これを「B-line」と名付けました[3]。要は"線"を探していくわけですが，**表1**[2]を見ていただくとわかるように，"line"と名の付く用語が多いことに気づくかもしれません。「胸膜ライン」のみ実像で，ほかのlineはすべて虚像（アーチファクト）です。心不全管理においては，この中でも「B-line」という虚像を探していく作業になるわけです（**図3**）。

　B-lineの由来は，X線でいうところの「KerleyのB-line」とされています。**図4**のような胸膜直下にヒゲのような横線が見えることがあり，これをX線では「KerleyのB-line」と呼んでいます。「赤矢印が指しているものがわからない……」という疑問の声には目をつぶりまして，これは病理学的に小葉間隔壁の肥厚を示しています。肺エコーにおけるB-lineもこの特徴を踏襲し，高輝度のアーチファクトとして観察されます。つまり，間質に病気があればすべてB-lineとして見えてくるわけです。これは，心不全のみならず，急性呼吸促迫症候群（acute respiratory

表1 肺エコーに関する独特の用語

	定義	臨床的意義
Bat sign	肋骨と直行するようにプローブを当てることで，羽ばたいているコウモリのように見える（上下2本の肋骨が翼で，胸膜線が背中に相当）。	生理的な見え方
胸膜ライン	肺と壁側胸膜が直接，接しているときに生じる高輝度の線として描出。	生理的な見え方
Lung sliding	胸膜ラインが呼吸運動で動くようす。	生理学的な見え方
Lung pulse	胸膜に伝わる心拍動の所見。換気が悪い部位でよく観察される。	肺炎，梗塞，腫瘍，無気肺など
A-line	胸膜の多重反射により生じるアーチファクト。胸膜と並行に等間隔で出現。	生理的な見え方
B-line	臓側胸膜から縦に伸び，深部まで減衰せず届くアーチファクト。	間質に水分を含むとき
E-line	胸膜−心膜接合部，横隔膜領域，または皮下気腫から生じる垂直なアーチファクト。	正常，あるいは皮下気腫
Z-line	壁側胸膜と胸内筋膜の間から発生すると言われている。数cmで途切れ，呼吸による胸膜の動きとシンクロしない。	臨床的意義は不明
Lung point	正常肺と気胸肺の境目（lung slidingとseashore signが交互に出現）。	気胸の解剖学的境界
Seashore sign	肺のスライディングをMモードで示したもの（波打ち際のように見えることから命名）。	生理的な見え方
Stratosphere sign	通称，バーコードサイン。Mモードでseashoreではなく，横線だけのバーコード。	換気がない場所（気胸）

（文献2より作成）

線のアーチファクトを探す

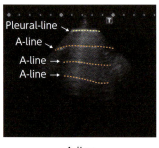

A-line
正常

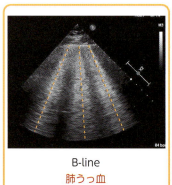

B-line
肺うっ血

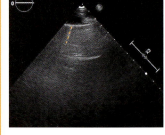

Z-line
正常

図3 A-line, B-line, Z-line

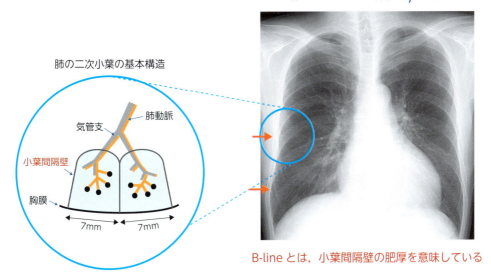

図4 Kerley B-line

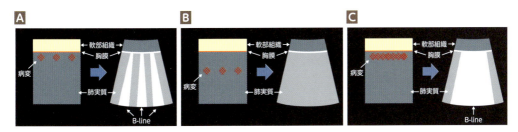

図5 胸膜と病変の位置関係の違いによるB-lineの見え方

distress syndrome：ARDS）や間質性肺炎といった間質に病気があるものは同様にB-lineとして観察されるということです．この点は必ず頭の片隅に入れておく必要があります．本章後半（第3章7）で，心不全とそれ以外の疾患における鑑別点について詳述します．

　注意すべき点は，「胸膜直下」に間質病変が存在する場合にのみB-lineは形成されるという点です（図5A）．つまり，胸膜から離れた場所に間質病変があっても，それはアーチファクトとしてとらえることはできないということです（図5B）．超音波は空気を通過できないため，胸膜直下に正常の肺構造（空気）しか存在しない場合，そこから深部の情報を得ることはできません．B-lineの画像が一見派手に見えても（図5C），実際には「胸膜直下」の情報しか表していない点を理解し，病気のイメージを作ることが重要です．

～ B-lineの原理 ～

　B-lineのようなアーチファクトが形成される仕組みは完全には解明されていませんが，主に2つの可能性が考えられています。1つは，肺胞周囲に液体が貯留すると，その液体と空気の間で超音波が何度も反射することにより（多重反射），B-lineのような画像が現れるというものです[4]（図6）。もう1つは，消化管で見られるring downアーチファクトと似た現象で，気体に囲まれた水分が超音波で共振し，その共振が持続的にプローブに伝わることで発生するアーチファクトだと考えられています。

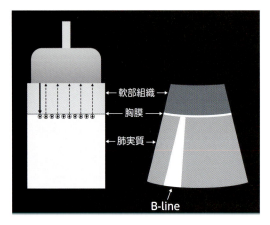

図6　多重反射アーチファクト

まとめ
- 肺は左心・右心とも密接に関連し，心臓の影響を直接受ける
- 肺うっ血を回避するための抜け道としてリンパ管が存在する
- B-lineは，小葉間隔壁の肥厚を示す病理学的所見と関連している
- B-lineは，胸膜直下に間質病変がある場合にのみ形成される

3-2：B-lineの定義を知ろう

〜 B-lineの基本所見 〜

B-lineには，以下の4つの特徴があります。

① 胸膜から起始
② レーザー光のような高輝度の縦線アーチファクト
③ 途中で途切れたり減衰しない
④ 呼吸による胸膜の動きとシンクロしている

これら特徴を満たすものをB-lineと定義しています[5]。当初はその見た目から，"comet tail（彗星の尾）"とか"lung rocket"といったアイキャッチングな用語が使われていましたが，現在は「B-line」という言い方で統一されています。たしかに図7を見ていただくとわかるように，ロケットの噴射のようにも見えますし，彗星があたかも尾を引いているかのようにも見えます。個人的には「雲の隙間から光が差し込んでくるようなイメージ」も気に入ってます（図7）。

健常者でも20％ぐらいの方には，1〜2本のB-lineが見られることはあります[6]。一般的に有意とされるのは，「1スキャンエリアで3本以上」ということで，ほぼコンセンサスが得られてい

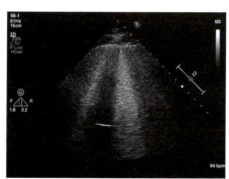
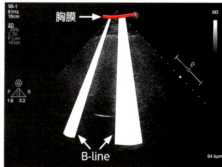
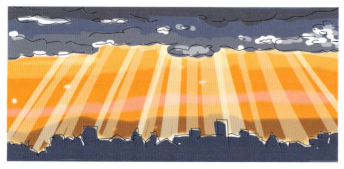

図7　B-line

ます[5]。ただし、これは心不全の「診断」という場面に限った話です。心不全の「うっ血管理」では、治療過程でB-lineはダイナミックに減少するため、3本以上かどうかという点はそれほど重要視されません。この辺りについては、第4章でお話できればと思います。

　まずは実際にプローブをあてて、雲間から見えるsunbeamを探してみて下さい！

〜 B-lineと間違いやすいlineがあります 〜

肺エコーの用語には、"line"と名のつくものが多くあります。

- 胸膜ライン
- A-line
- B-line
- E-line
- Z-line

「胸膜ライン」のみ実像で、それ以外はすべて虚像、つまりアーチファクトになります。ただの線として見過ごされていたこれらのアーチファクトに名前がつき、それぞれに意味があるなんて誰も想像していなかったのではないでしょうか。むしろ、「アーチファクトを減らすにはどうしたらよいか？」、その方向で技術やテクニックは進歩してきたわけですから…。エコー検査は、実像で勝負することに疑いの余地はありません。ただ、それに加えて虚像の世界でも見えるものが広がれば、エコー検査の診断や評価ツールとしての強みは、1つ次元を上げることができるかもしれません。

　さて、これらの線の中でも、特にE-lineとZ-lineについては、B-lineと非常に似た見え方をするため注意が必要です。E-lineの「E」は"Emphysema"、つまり"気腫"に由来し、皮下組織に空気やガスがトラップされるような皮下気腫の病態で出現します。胸膜ラインの外側から起始する高輝度の縦線アーチファクトで、時に減衰せず画面底部まで伸びてくることがあり、形態的にはB-lineと非常に似ています。ただ、胸膜ラインの外側（体表面側）から起始しますので、呼吸の動きとシンクロしない点で区別することは可能だと思います。ほかには、胸膜-心膜接合部や横隔膜領域で出現する縦線アーチファクトもE-lineとして分類されます（図8）。B-lineとの区別が難しいこともありますが、基本的に「胸膜と心膜」「胸膜と横隔膜」といった膜の境目に出現する縦線アーチファクトは、「病的意義なし」として無視でよいと考えます[2]。

　次にZ-lineですが、「Z」は"Zebra"（シマウマ）に由来するようです。壁側胸膜と胸内筋膜の間から発生するとも言われ、エコーでは胸膜ラインから起始することになります。ただ、数cm内で途切れるのが特徴で、また呼吸による胸膜の動きとシンクロしないため、こちらもB-lineとの区別は可能だと思います。臨床的意味は解明されていません。"不調和な動き"と表現されることもあり、「水面に反射した光が、キラキラ揺らめいている」ようなイメージです（図9）。

胸膜-心膜接合部や横隔膜領域で出現する縦線アーチファクトもE-line

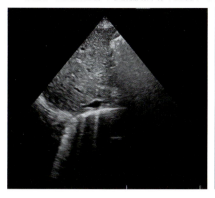
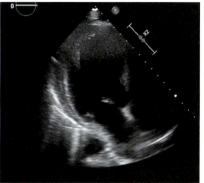

図8　E-line

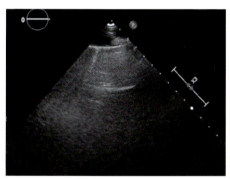
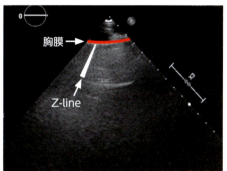

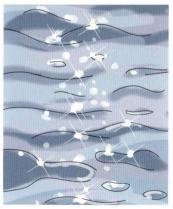

図9　Z-line

〜 B-lineをさらに深く！　3つのタイプにわける 〜

B-lineは，その見え方によってさらに以下の3種類に分類することができます[7]（図10）。
- B7-line
- B3-line
- white lung

少々マニアックな内容かもしれません．こういう用語が実際の現場で使用されるか，あるいは

その必要があるかというと，否です。認知度も低いので，使用すると逆に混乱するかもしれません…。ただ解剖学的に理に適った考え方で，B-lineの本質を理解する上で非常に役立ちますので，ぜひ紹介させてください。

3章1で述べたように，B-lineは小葉間隔壁の肥厚によるものです。では，「小葉間隔壁ってなんだ？」ということから考えてみましょう。肺は10mm前後の小葉という単位で構成され，それを仕切っているのが小葉間隔壁です（図10）。小葉間隔壁は線維性の結合組織であり，その内部にリンパ管や静脈が走行しています。たとえば，心不全で静脈がうっ滞する病態では，この小葉間隔壁が肥厚します。一方，小葉内には多数の肺胞がブドウの房のように詰まっており，それぞれの肺胞自体は0.2〜0.3mmと非常に小さく，健常な状態では画像で捉えることは困難です。しかし，肺水腫のような肺胞腔が充満する病態では，画像上でまとまった形として認識でき

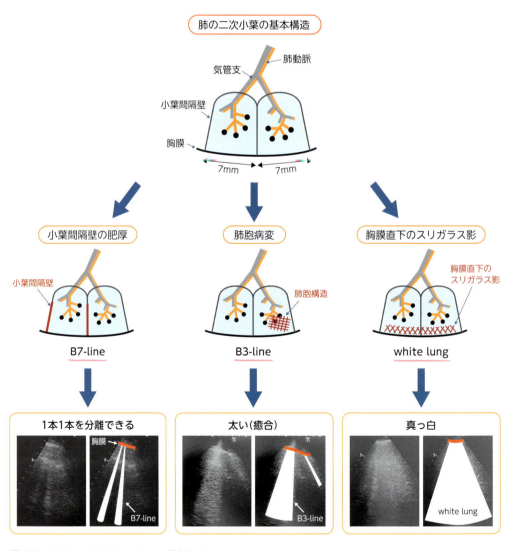

図10 　B-lineはさらに3つに分解できる

るようになるというわけです。

　B7-lineとは，7mm間隔に離れた小葉間隔壁の肥厚を意味しています。必ずしも7mmである必要はありませんが，要はB-lineが1本ずつ分離して見えることが特徴です。対照的に，B3-lineの「3」は，小葉内のまとまった肺胞構造の幅が3mmであることに由来します。つまり，肺胞内が液体で充満するような肺胞浮腫が生じた際には，B-lineはより太く形成され，図10のようにほとんどの場合で癒合しているようなイメージになります。さらに，胸膜直下にスリガラス影が広がっているようなケースでは，その部位全体がB-lineで埋め尽くされることになるため，"white lung"と呼ばれることもあります。このような場合，重度の肺水腫のような場合も考えられますが，症状が軽微であれば，胸膜直下のスリガラス影の存在を考慮すべきかもしれません。

　重要なことは，B7やB3といった名称にこだわることではなく，これらを概念的なものとしてとらえ，胸膜直下で起こっている現象をイメージすることが，このネーミングの本質です。

〜 A-line vs. B-line 〜

　A-lineは正常肺，特に痩せている人や含気の多い肺（COPDなど）で観察されやすい特徴があり，肺エコーで一番よく目にするアーチファクトかもしれません。A-lineは，気胸の際に明瞭に描出されるため，救急の現場では気胸診断に有用ですが，心不全管理の場面では病的意義はないと考えて問題ありません。むしろ「含気が多い」ことを裏づけてくれるわけですから，A-lineの存在は心不全管理の場面では安心材料かもしれません。A-lineは，プローブから発せられた超音波が胸膜で反射し，その反射波がプローブの設置面で再度反射することで生じる多重反射アーチファクトです。図11のように，皮膚と胸膜の間隔と等間隔の深さに胸膜に並行して現れ，一番同定しやすいアーチファクトだと思います。

　さて，うっ血を表現するときに，「dry」や「wet」という言葉を使うことがあります。wetは「うっ血あり」，dryは「うっ血なし」というニュアンスで，心不全の病型分類として使われ

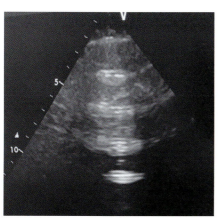 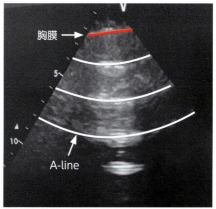

図11　A-line

るNohria-Stevenson分類で知るところかと思います。この「wet」と「dry」という考え方は，A-lineとB-lineの話に置き換えることができそうです。A-lineは正常肺や含気の多い肺で観察されますので，まさに「dry」に相当し，B-lineは肺うっ血を反映しているので，もちろん「wet」です。この「A-line vs. B-line」の構図に焦点を当てた論文がありますので紹介します[8]。159人の急性心不全患者を対象に，退院時のA-lineとB-lineの総数をカウントし，その後の心不全による再入院と全死亡との関連を検討したものです。図12[8]のように，退院時のB-line総数が多いほど有意に予後不良であることが示されましたが，A-lineについては，総数が多かろうと

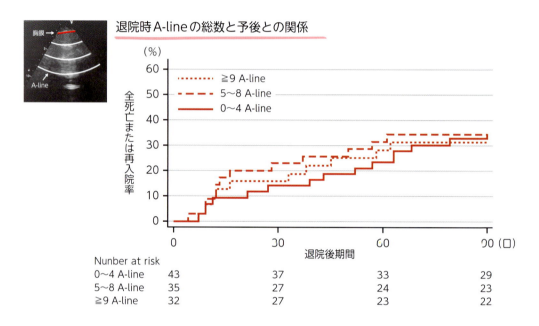

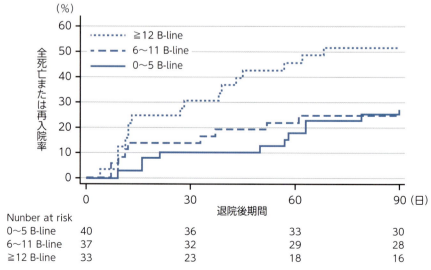

図12 A-line vs. B-line

（文献8より引用改変）

少なかろうと，その後のイベントとの関連はありませんでした。予想通りの結果ではありますが，このように「A-line vs. B-line」の構図でとらえてみると，心不全管理も深みが出て面白くなるのではないでしょうか。

> **まとめ**
> ✓ B-lineには特徴的な見え方がある。まずは定義を押さえよう。
> ✓ 肺エコーでは，胸膜ラインをはじめ，A-line，B-line，E-line，Z-lineなど，様々な「line」が観察される。
> ✓ 小葉間隔壁や肺胞構造を理解することで，B-lineはさらにB3-line・B7-line・white lungに分類でき，より正確な病態評価が可能になる。
> ✓ A-lineは「dry」，B-lineは「wet」という対比で捉えることで，うっ血をよりイメージしやすくなる。

第3章 肺エコーによる心不全管理 習得のためのハウツー

3-3：肺にエコーをあてる前に… （プローブ・向き・時間・機器調整・体位）

〜 肺エコーを循環器領域へ！ 標準化への道のり 〜

　循環器領域での肺エコーは，2008年にLitchensteinらが呼吸不全の原因検索を目的として考案した超音波手法，BLUE protocolに基づいています[3]。 その後，2011年のNew England Journal of Medicineでのpoint of care ultrasoundの総説掲載[9]を契機に，肺エコーに注目が集まり，現在に至る潮流が生まれました。まだ歴史は浅く，当初はこの新しいツールを現場でどのように活用し，共通言語として共有するかについては手探りの状態でした。多くの肺エコーを用いた心不全の臨床研究が発表されましたが，どんなプローブをどの向きであてるか，肺のどの部位を何箇所みるか，さらに体位も含め，各研究で設定されたプロトコルに基づいてデータが報告されていた状況です。そのため，いわば「地域ルール」のようになってしまい，スタンダードな方法として確立しにくく，当然ながら共有できる結果にまとめるのも困難な状況でした。

　このような混沌とした状況の中，2019年に欧州心臓病学会（European Society of Cardiology：ESC）から，心不全領域における肺エコーの研究手法を整備しようということで，研究者のための研究ガイドライン（チェックリスト）が発表されました（**図13**）[5]。そこから4年を経て，2023年にエキスパートコンセンサスという形で，肺エコーの撮り方から評価方法・解釈についての一様の見解が発表されるに至っています。それでは，こうした歴史を踏まえながら，次に撮り方の具体的なポイントについて概説していきたいと思います。

〜 プローブはなにを使う？ 〜

　B-lineの評価には，胸膜から肺野深部にかけての観察が必要です。したがって，セクタ型プローブかコンベックス型プローブが有利なわけですが，心不全管理の一環として行うのであれば，セクタ型プローブの一択です。心エコー検査の流れでやりたいわけですから。もちろん，コンベックス型やリニア型プローブいずれも描出は可能ですが，リニア型プローブで行う際には，見え方が明らかに変わりますので注意が必要です。リニア型プローブではB-lineは細長く表示され，深部に行くほど信号が弱まる傾向があります（**図14**）。これは，3章2で述べた「遠位に行くほど幅が広がる（lung rocket）」のイメージとは異なります。リニア型プローブの利点は，浅部の描出に優れていますので，特に胸膜の評価が必要な際にはプローブを切り替えて使用するのがよいでしょう。

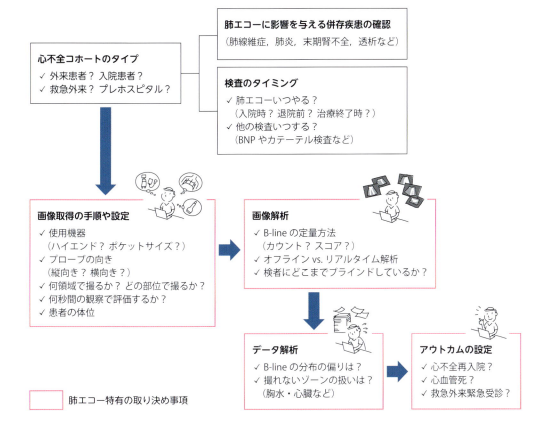

図13 心不全領域における肺エコーの研究手法 (文献5より引用改変)

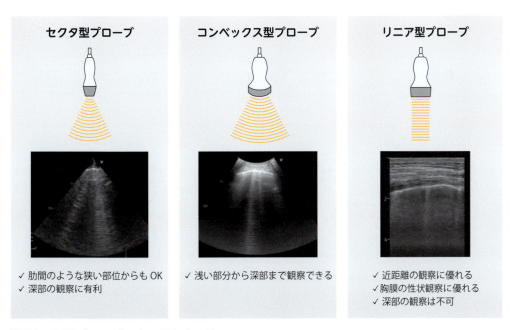

図14 各種プローブによる見え方の違い

～ 設定は？ ～

　装置のプリセットに関しては，肺エコー専用のプリセットがあれば最適ですが，基本的にはセクタ型プローブを使用していれば心臓専用プリセットでも十分な画質が得られます。そのため，心エコー検査の流れを止めることなく，そのまま肺エコー検査へ移っていただいて問題ありません。ただし，肺エコー検査に移る前に，以下の3点を設定パネルから調整しておくことをお勧めします。

- ゲインの設定
- フォーカスの位置
- 深さの調整

　写真撮影と同じように考えてみてください。不要な背景は自然と避け，過度に明るすぎる (over-gain) や暗すぎる (under-gain) 画像を避けるよう注意しますし，被写体がぼやけていたら残念な結果になります。ゲインは「胸膜ラインとB-line／A-lineが最適に描出される輝度」に調整してください。ゲインが高すぎるとB-lineを過大評価することがあり，低すぎると見落とす可能性があります。そしてフォーカスの位置にも注意しましょう。実験モデルではフォーカスが胸膜に近いほどB-lineの幅が狭くなり，1本1本がより明瞭に認識しやすくなります[10]。最後に，深さの調整です。明確な定義はありませんが，過去の報告を参考にすると，およそ15～18cmの範囲でプロトコルが組まれています。これは患者の体格に応じて調整してください（図15）。

　ちなみに，デバイス間，特にポケットサイズのエコーとハイエンドのエコー機器で見え方が変わるのかという点も気になります。この点も検証済みで，ハイエンドのエコー機器のほうがB-lineの本数はわずかに多い傾向にありましたが，統計的な有意差はありませんでした[11]。肺エコーに関しては，心エコーのようなクリアな画像を求める必要はありませんので，デバイス間の違いはそこまで気にする必要はないと考えます。

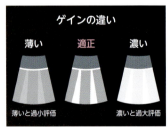 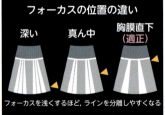 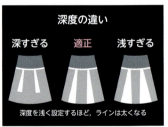

図15 設定調整によるB-lineの見え方の違い

～ 患者のポジションは？ ～

　心不全症状の1つに「起坐呼吸」という徴候があります。これは、仰臥位で呼吸困難が強まるため、座位になることでそれを緩和させようとする状態を指しますが、この現象は、肺エコーによるうっ血評価が、患者の体勢によって変わる可能性があることを示唆しています。この体勢による肺うっ血の変化を、肺エコーで検討した研究があります[12]。50名の急性心不全患者を対象に、救急外来でB-lineを測定しています。まず患者を座位にしてB-lineの本数をカウントし、次に仰臥位で2分間保持したあと、同じく仰臥位でのB-lineの本数をカウントし、その変化を検討しています。結果、仰臥位でのB-lineの本数は、座位に比べて有意に多いことが示されました (図16)[12]。このように、肺エコーによるうっ血評価を行う際には、患者の体勢にも注意を払う必要があることがわかります。仰臥位で行うべきか座位で行うべきか、まだ標準的なルールはありませんが、いずれにせよ同じ患者のうっ血状態を経時的にモニタリングする場合には、一貫した体勢で評価することが望ましいでしょう。「心エコー検査のときに併せて肺エコーをしよう」

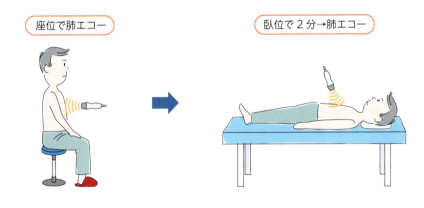

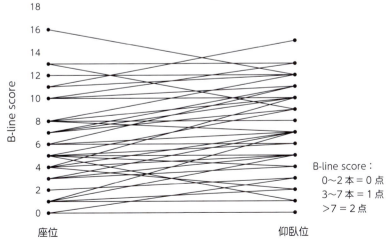

図16 座位と仰臥位でのB-line scoreの違い　　　（文献12より引用改変）

というのが本書のコンセプトなので，基本的には仰臥位，ということになると思います。ただ，最近は外来中に，聴診器のように肺エコーをすることもあります。今後のエコーの小型化・ポータビリティの向上で，この体勢の違いは考慮すべき点になるかもしれません。

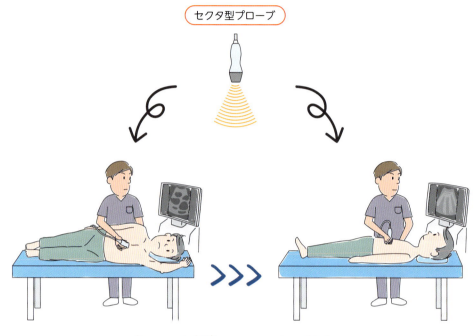

心エコーから肺エコーへスムーズに！

> **まとめ**
> ✓ プローブごとにB-lineの見え方は少し変わる。心エコーの流れで行うのであればセクタ型プローブを推奨。
> ✓ 肺エコーの前に必ず設定を調整する意識を持とう（ゲイン・深さ・フォーカス）。
> ✓ 患者の体位によってB-lineの見える本数は変わる。一貫した体位でフォローアップすることが大事。

第**3**章　肺エコーによる心不全管理 習得のためのハウツー

3-4：肺にエコーをあててみよう！
どこにあてる？

～ 肺のどこにあてるか？　それが問題… part 1 ～

　肺エコーでうっ血を評価するモチベーションも上がり，設定もマスターしました。あとは心エコーのプローブをそのまま肺にスライドして観察すればオーケー……と言いたいところですが，実は意外と悩ましいのが，「肺のどこにあてるんだ？」問題です。「自由にやったらいいよ」というフリースタイルが優しいようで一番難しいものです。

　肺エコーの心不全領域への応用が始まってから，この問いは常に重要な命題として鎮座しています。それは当然で，あてる部位によって見え方が変わる可能がありますし，何より何箇所で観察するかで絶対的なB-lineの本数は変わってしまいます。今後，肺エコーによる心不全評価を標準的な検査ツールとして根づかせていくうえで，このばらつきは大きな問題です。この問題をどのように解決してきたか，少し変遷について触れるとともに，現在の最終的な着地点についてお話できればと思います。

　これまで多くの研究プロトコルが提示され，**図17**のように検査する領域によって4から28

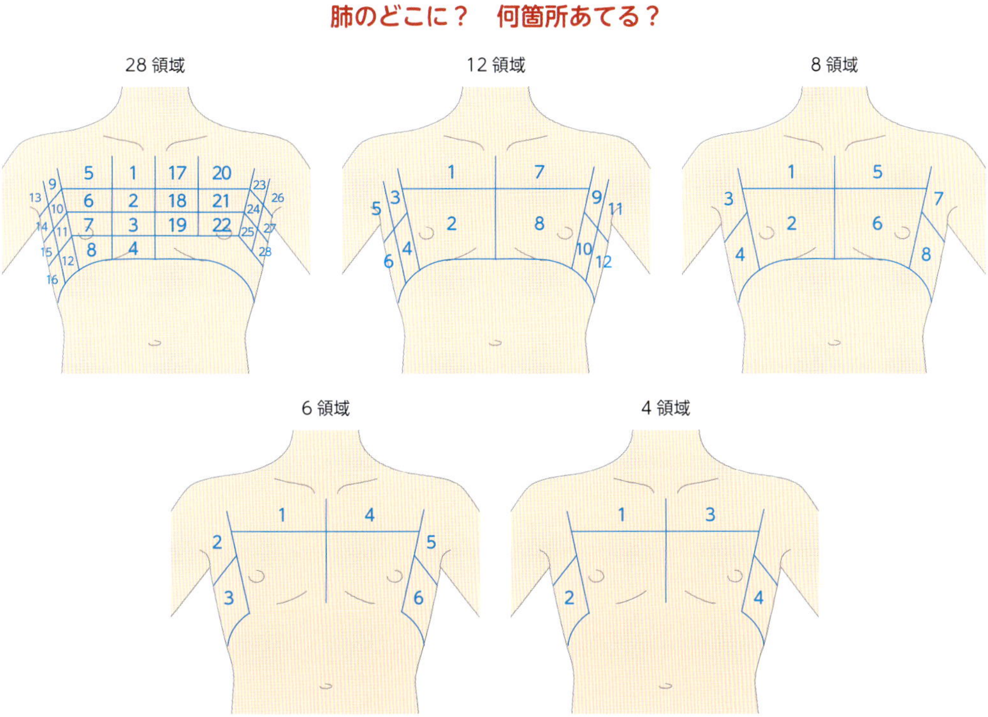

肺のどこに？　何箇所あてる？

図17　これまで提案されてきた領域の分け方

領域まで，幅広く検討がなされてきました。筆者自身も当初，肺エコーで日々のうっ血をモニターしようと思った頃は，「より細かく見たほうがよいだろう」と考え，28領域のプロトコールで観察していました。ベッドサイドに紙とペンを置いて，自作の記録用紙にゼリーでベトベトになりながら記録したものです。しかし，非常に煩雑です。時間もかかりました。現実的な運用に適さないことが明らかでしたので，自然と4領域や8領域での検討がなされるようになったのは納得です。

　では，観察する領域を思い切って減らしてみたらどうでしょうか。次に直面するのが，「うっ血の見逃し」問題です。救急外来における心不全診断を迅速に行うために，Lichtensteinらが提唱したBLUEプロトコルがあります[3]。しかし，BLUEプロトコルで提案されたB-profile（＝両側の前胸部で得られた肺エコー所見がB-line優位であるパターン）では，かなりの割合で心不全を見逃してしまうことがわかっています[13]。これらの見逃し症例を後向きに検討してみると，前胸部ではB-lineが見られず，側胸部だけで観察されるケースもあることがわかりました。もちろん，重度の心不全であれば肺うっ血は肺全体に及んでいますので，前胸部でも側胸部でも，どこにプローブをあててもB-lineは検出されます。しかし，軽度あるいは初期の心不全では，B-lineは胸部の一部でしか検出できず，その分布も必ずしも前胸部に対照的に現れるということもありません。その理由として，肺うっ血の進行が重力勾配に従うことが示されており，心不全の初期段階では，肺底部などの重力方向で変化が見られやすいからです[14]。また，高齢者にしばしば併存するCOPDでは，肺実質の形態的変化によって圧上昇が非対称性に起こる可能性も言われております[14]。

　現在，8領域でのスキャンが最も広く用いられています。このあたりが簡便かつ迅速に実行可能で，かつ正確性を担保できることから，自然と8領域に収束してきたのだろうと推測します。つまり，検査の「簡便さ」と「正確性」とのバランスがよいのが8領域だろう，ということです。2022年のメタアナリシスからも，心不全の診断やリスク層別化など複数の場面で，8領域であっても28領域と精度は劣らないことが示されています[15]。

〜 肺のどこにあてるか？　それが問題… part 2 〜

　8領域のスキャンについては一定の合意が形成されつつありますが，依然として解決すべき問題が残っています。それは，8領域をどのようにわけるか，そして各領域内のどの部分をスキャンするのか，という点です。

　まず，「8領域をどのようにわけるか」という点ですが，これまでの研究報告の「方法論」を見ても，8領域の具体的なわけ方については曖昧な記述が多いです。この点にこだわりがなかったのは，うっ血のモニタリングにおいては肺全体のB-line総数に興味があって，個々のB-lineの正確な位置はそれほど重視しない，というスタンスがあったからだと思います。つまり，8領域すべてを漏れなくスキャンできていれば十分だという考え方です。しかし，うっ血をモニタリン

❶ 8領域の分け方

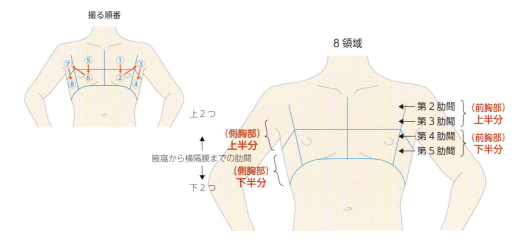

❷ さらに領域をブロックで細分化

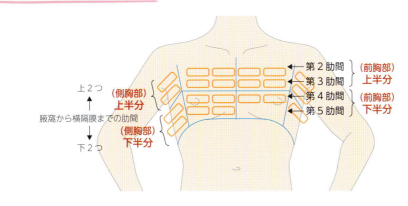

❸ ブロック毎にチェックしていく

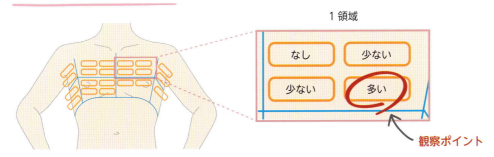

たとえば前胸部の上半分であれば……
1) まず，領域内の4カ所をさっとあててスクリーニングする (2〜3秒でよい)
2) 一番多くB-lineの出た部位が「観察ポイント」になる
3) 「観察ポイント」でしっかりとB-lineをカウントする (記録・5秒間)
4) 「観察ポイント」の本数が，その領域のB-lineの本数になる

図18 当院での「肺エコーの撮り方手順」

グしていく上で，どの部位にB-lineがあったかを記録しておくことは，フォローアップの際に非常に参考になります。そのため，領域をわける何らかのルールがあったほうがよいでしょう。参考までに，当院で使用している領域のわけ方を**図18**の①に掲載していますので，ご参照下さい。ただし，今後この点については整備され標準化される可能性がありますので，現段階での参考事例としてご理解下さい。

　次に「各領域内のどの部分をスキャンするのか」という点です。実際にスキャンを行うと実感しますが，各領域もそれなりに広いことに気づくはずです。この点もこれまでの研究では明確にされていません。2023年のレビューでは，「検出感度を高めるため，各領域のアクセス可能なすべての胸部表面をスキャンすべきである」[16]との見解が示されています。このあたりは検査時間とのトレードオフになるかと思いますが，残存うっ血の検出を目的とするような，少ないB-lineを確実にとらえる必要がある場面では，できるだけB-lineを見逃さない心構えが必要です。当院の「肺エコー習得プログラム」では，**図18**の②のように各領域ごとに2～4箇所をさっとスキャンし，その中で最も多くB-lineが見られる部位の本数を各領域の代表値として扱うプロトコルで行っています[17]。参考にしてみて下さい。

～ プローブの向きと観察時間について ～

　胸壁にプローブをあてる際の向きについては，肋間に対して垂直にあてる方法と，肋間に平行にあてる方法があります（**図19**）。2023年のレビューでは，どちらの方法でも問題ないとされています[16]。ただし，**図19**のようにプローブの向きによってスキャンできる肺野のエリアは異なります。肋間に対して垂直にプローブをあてると，肋骨が画像の両サイドに映り込むため，観察できる肺野の領域は狭くなります。これは「bat sign」と呼ばれ，肋骨直下の胸膜ラインを視認しやすくするという利点がありますが，うっ血評価においては，より広い観察領域を確保できる「肋間に平行にプローブをあてる」方法のほうが効果的かもしれません。いずれにしても，同一患者を連続してモニタリングする場合には，常に同じ方法を用いることが重要です。

　また，プローブの設置時間にも気を配る必要があります。プローブを胸壁にあてたら，何秒間キープして観察するのか，という非常に細かい話です。プローブの設置時間を2秒，4秒，6秒と変えてB-lineの本数をカウントしたところ，設置時間が長くなるほどB-lineの検出本数は有意に増える結果が認められました（**図20**）[11]。この結果をもって「6秒間」の観察時間が推奨されています。なぜ6秒なのか，これには呼吸周期が影響していると考えられます。胸膜は吸気・呼気の呼吸周期でスライドすることから，周期が変わることで見えている肺野が変わる可能性があるからです。両方の呼吸フェーズでB-lineをキャッチしようという考え方なので，何秒間ではなく1呼吸周期を通じてプローブを保持し観察する方法でも問題ないと考えます。

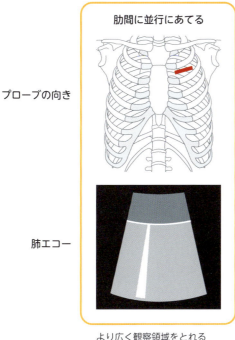
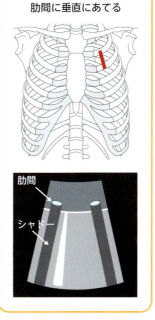

図19 肋骨とプローブの位置関係による見え方の違い

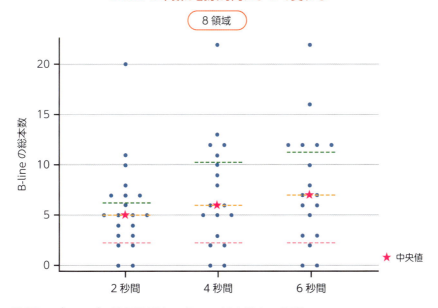

図20 プローブの設置時間とB-lineの総本数との関係　（文献11より引用改変）

まとめ

✓ 観察領域は多すぎても少なすぎてもダメ。ちょうどよいのが8領域で，検査の「簡便さ」と「正確性」のバランスが最もよい。

✓ 検査時間が許せば，各領域のアクセス可能なすべての胸部表面をスキャンしよう。

✓ うっ血評価では，プローブは観察領域を広くとれる「肋間に並行」がよい。

✓ プローブをあてたら，3～6秒間（1呼吸周期）はそのままキープ。

3-5：B-lineでうっ血を定量化しよう！

〜 B-lineは肺の水分量と比例している 〜

　B-lineを同定したら，それが多いのか少ないのかを定量的に評価していきましょう。1997年にLichtensteinらによって，B-lineと胸部X線における肺うっ血の関連性を証明しました[18]。それ以降，CT，MRI，右心カテーテルなど様々なデバイスを用いた多くの検証実験が行われています。特に注目すべきは，ブタを用いた動物実験です[19]。この実験では，ブタの中心静脈からオレイン酸を注入することで，急性肺障害（acute lung injury：ALI）を誘発します。オレイン酸注入後30分，60分でB-lineの本数を測定し，実験終了後には肺を摘出して水分量（wet/dry比）を算出し，B-lineとの相関を検討されています。オレイン酸注入30分後からB-lineは顕著に増加し，時間経過とともにその数は増加し続け，摘出された肺の水分量とB-lineとの間に強い相関が確認されました（r＝0.91，p＜0.001）（**図21**）[19]。こうした貴重な動物実験によって，B-lineの測定が肺うっ血の程度を反映する有効な指標であることを裏づけています。

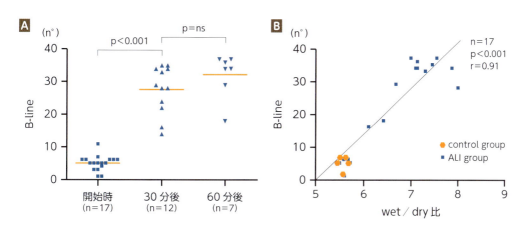

図21 ブタを使った動物実験（オレイン酸で急性肺障害を誘発）
A：オレイン酸注入開始30分後には，B-lineは顕著に増加した
B：実験終了後の摘出肺の水分量（wet/dry比）は，B-lineの本数と有意な相関を示した

（文献19より引用改変）

～ B-lineの数え方（分離タイプの場合）～

　定量化の手順は，いたってシンプルです。B-lineが1本ずつはっきりと分離できる場合，つまり第3章2で説明したB7-lineのケースでは，単純にそのまま1本ずつカウントして下さい。なお，最大本数は10本です。実際の例を見て雰囲気をつかんで下さい（**図22**）。このB-lineを数える作業は，バードウォッチングに似ています。静止画では，写真の中の鳥を数えるように，B-lineを1本ずつ丁寧に数えていきます。しかし，動画になると，動き回る鳥を追いかけるように，動いているB-line数える必要があり，静止画に比べて少し難易度が上がり，慣れが必要です。まずは静止画の例から始めて，B-lineの見分け方と数え方の感覚をつかんで下さい。その後，動画で確認してみましょう。動きのある画像の中で，どのようにB-lineを特定し，カウントするかをつかんでください。

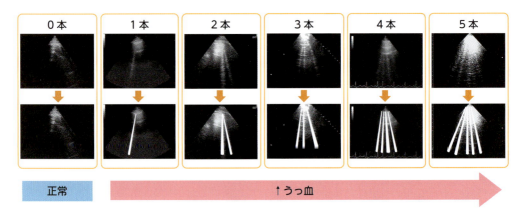

図22　B-lineの数え方（分離タイプの場合）

写真の中の鳥を数えるのは簡単だが，動いているとちょっと難しくなる…

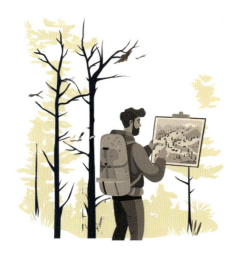
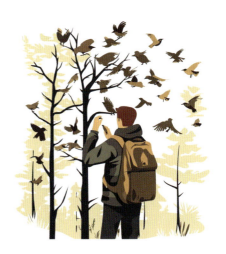

～ B-lineの数え方（癒合タイプの場合）～

　B-lineが複数本集まって太く見えるタイプがあります。いわゆる「B3-line」や「癒合」と呼ばれるタイプです。こうした癒合して太く見える場合は，個々の線としてはっきり分離できないため，少し異なるアプローチが必要です。これも図23を見てイメージしていただくほうが早いでしょう。胸膜ライン（またはプローブ幅）全体を画面の100％と見立て，太く見えるB-lineが占める割合を直感的に判断します。たとえば，胸膜ラインより下の画面の30％を占めている場合は3本，20％であれば2本としてカウントします。この方法でのカウントは大まかで，ざっくりとした感覚で大丈夫です。

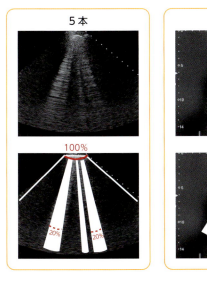
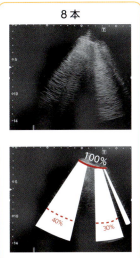
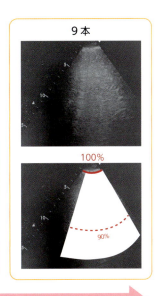

図23　B-lineの数え方（癒合タイプの場合）

～ 数え方，よくある質問 ～

1. 胸水があるときは？

　胸水がある領域では，そもそも胸膜ライン自体が観察できないため，B-lineをカウントすることはできません。その代わりに，レポートないしはカルテに，胸水の存在と確認した領域を記載しておきましょう。
　これまでの心不全に関する多くの肺エコーの研究では，胸水のある症例は研究対象から除外されています。したがって，B-lineのカットオフ値の解釈やデータを，胸水症例にまで拡げることは，科学的根拠として不足していることは頭の片隅に入れておいたほうがよいでしょう。

2. 静止画？ 動画？ どちらでカウントするか

B-lineのカウントは動画で行うことを推奨します。なぜなら，吸気と呼気の各フェーズで映り込む胸膜ラインが変化するため，1枚の静止画ではすべての情報をとらえきれないからです。3〜6秒または1呼吸周期の間，同じ場所にプローブを固定し，B-lineをカウントする方法は，この動的な変化を考慮したものです。ちらっとしか見えないB-lineがある場合には，動画をフリーズしてコマ送りで確認する方法も有効です。

3. 肥満は本数に影響するのか？

肥満患者では皮下脂肪組織が多いため，胸壁表面から胸膜ラインまでの距離が長くなり，B-lineの同定に影響を与える可能性があります。心エコー検査をしていると，肥満患者では像がぼやけてしまうことをよく経験されるかと思います。超音波は脂肪を通過する際に減衰し，その厚みが大きいほど減衰も増します。この点はB-lineの同定に影響を与えるのでしょうか？ BMIとB-lineの関係を検討した報告があります[20]。図24[20]に示すように，急性心不全ではBMIが大きくなるほど，検出されるB-lineの総本数は少なくなることが報告されています。もちろん，個々の患者でうっ血の程度は異なることを考慮すべきですが，全体的な傾向として「肥満患者ではB-lineが少なく見える可能性がある」ということは知っておきましょう。

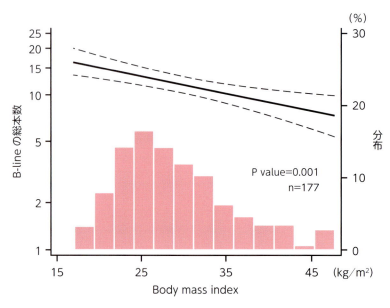

図24 BMIとB-lineの総本数との関係　　　　（文献20より引用改変）

4. B-lineが出現しやすい領域ってあるのか？

B-lineが観察されやすい領域があることがわかっています。救急車で来院されるような心不全患者やICUに入院が必要な重症心不全患者では，うっ血は肺全体に広がっていますので，基本的に領域ごとの見え方に大きな差違はありません。一方，軽度のうっ血性心不全や治療によってうっ血が軽減している過程では，肺全体でB-lineが観察されるわけではなく，「よく見られる領域」と「そうではない領域」があることが指摘されています。

第3章4では，前胸部のみの観察では心不全の見逃しがあるため，側胸部も含めた観察が必要であると述べました。理由としては，重力勾配の影響や慢性閉塞性肺疾患（COPD）などの肺疾患による形態変化が，B-lineの分布に影響を与えている可能性です。

具体的に，B-lineが肺のどの部分に現れやすいかを詳しく調べた研究があります。この研究では，運動負荷によってB-lineがどのような分布をもって顕在化するかを検討しています[22]。結果，負荷直後に側胸部でB-lineが顕著に増加し，特に左側の側胸部で多く観察されることがわかりました（図25）[21]。これは運動負荷中の左半側臥位から負荷直後の仰臥位への体位変化が，重力勾配によって分布に影響を与えたものと考えられます。

軽症心不全や残存うっ血評価といった，少ないB-lineでも確実にキャッチしたい場面では，側胸部の観察をおろそかにしてはいけないことを示唆しています。

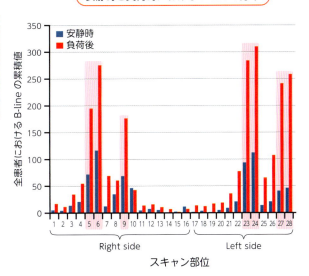

IS：Inter-costal space（肋間）
MA：Mid-axillary（中腋窩線）
AA：Anterior-Axillary（前腋窩線）
MC：Mid-clavicular（鎖骨中線）
PS：Para-sternal（傍胸骨）

図25 28領域でみた運動負荷によって顕在化するB-lineの分布　　（文献21より引用改変）

5. 定量化の信頼性は？

　肺エコーの手技自体は非常に簡便です。心エコーや腹部エコーのようなプローブ走査や描出技術は，ほとんど必要ありません。B-lineの同定も難しい作業ではないはずです。問題は定量化です。「そんなうまくいきますか？」と訝しむ気持ちは重々承知していますが，大丈夫です。この点を検証する研究報告は，実はB-lineに関する論文の中でも一番多いジャンルではないかと思っています。たとえばエコーに不慣れな研修医や非循環器の医師はもちろん，救命士や看護師といったコメディカルであっても，B-lineの精度は統計的に許容できていることが数多く報告されています。最近の報告では，医学知識のない一般市民（患者）を対象にレクチャーを行い，精度を検証した報告までありました[22]。筆者もこうした研究者たちと気持ちは一緒で，この簡便かつ即効性のあるツールが「誰でもすぐに習得できるものであること」を証明したく，自施設でも検討を行いました。エコーに馴染みがない初期研修医1年目の30名を対象に，図26Aに示すような30分で完結する習得プログラムを作成し，まず受講してもらいます。その後，実践編と称して，入院中の患者に実際に肺エコーを撮ってもらい，初期研修医と専門医師の撮ったB-lineの総本数がおよそ一致するかを比較検討する研究です[17]。結果は図26Bのように，B-lineの総本数は，初期研修医と専門医師の間で良好な相関を確認することができました。特に強調したい

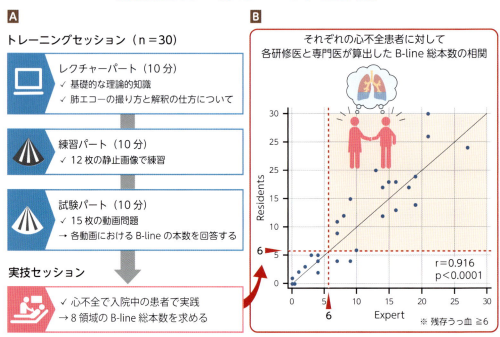

図26 肺エコー習得における初心者のための習得プログラムとその妥当性評価

（文献17より引用改変）

点は，よくよく見ていただくとわかるように，決して本数が一致しているわけではありません。2〜3本ぐらいの違いは普通です。ですので，あまり厳密に本数を数えなきゃいけないと構えず，「ざっくりでいいんだ」という感覚でこのツールをとらえてもらうのが一番よいのではないかと思っています。

> **まとめ**
>
> ✓ B-lineが多いほど間質の成分が多く，B-lineが少ないほど間質の成分は少ない。
>
> ✓ B-lineの数え方は，「分離タイプ」と「癒合タイプ」で変わる。
>
> ✓ 癒合タイプでは，画面の占める割合に応じてB-lineの本数を概算する。
>
> ✓ B-lineには観察されやすい領域が存在し，早期の段階では側胸部で特に多い。
>
> ✓ エコーに馴染みのない医師・コメディカルでも短時間での習得は可能である。

3-6：本数か点数か？

　B-lineの定量化には，「カウントベース」と「スコアベース」の2つのアプローチがあります。これらのアプローチは，心不全の診断をしたいのか，あるいは治療効果のモニタリングをしたいのかに応じて使いわけるとよいでしょう。

　カウントベースのアプローチでは，B-lineの本数を直接カウントします。たとえば8領域で評価する場合，図27のように各領域でB-lineの本数を数え，その合計を現在のうっ血状態とする考え方です。

　スコアベースのアプローチは，ある閾値（たとえば3本）以上のB-lineが見られる場合にその領域を「陽性」としてスコアリングします。各陽性領域に点数を割り当て（通常は1点），最終的なスコアが評価の結果となります。たとえば，図27のように「3本以上」を示す領域が2箇所あれば，2点という評価になります。8領域であれば最大8点です。

　どちらのアプローチもそれぞれに利点があります。カウントベースは，うっ血の詳細な定量化を可能にし，スコアベースは簡便で迅速な判断が求められる場面で有効です。心不全の診断では，簡便さと迅速さが求められますので，スコアベースを用いることが多いですが，治療効果の追跡や比較的症状の軽い心不全患者のうっ血モニタリングには，カウントベースが適しています。

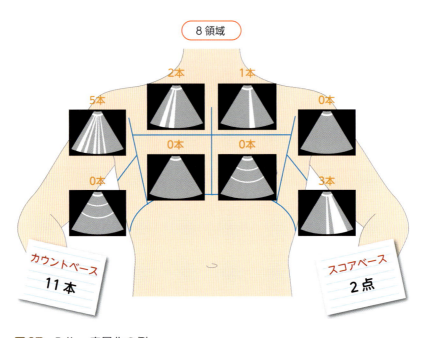

図27　B-line定量化の例

まとめ

✓ 定量化には「カウントベース」と「スコアベース」の2つのアプローチがあり，場面に応じて使いわける。

✓ カウントベースはうっ血のモニタリングに，スコアベースは心不全の診断に適している。

第**3**章　肺エコーによる心不全管理 習得のためのハウツー

3-7：B-lineの限界，肺疾患との鑑別ポイントは？

　B-lineが見られる疾患には，心不全，間質性肺炎，急性呼吸促迫症候群 (acute respiratory distress syndrome：ARDS) があります。 これらはいずれも間質に病気がある疾患です。「B-line＝心不全」と直結するわけではないことを，いつも頭の片隅に置いておくことは大事な点です。ここでは間質性肺炎とARDSを，心不全との鑑別を要する肺疾患として大まかに1つの病態として扱います。

　鑑別のポイントは「胸膜ラインの性状」と「B-lineの分布様式」です。間質性肺炎やARDSのような肺疾患では，胸膜ラインの不整，lung slidingの消失・減少，胸膜ライン直下のコンソリデーション，B-lineの不均等分布が見られ，心不全によるB-lineとの鑑別に有用とされています (**図28**) [16]。

　ただ，現状では両者の区別を肺エコーできっちり行うことは，難しいと思っています。実際の臨床では，胸膜ラインが厚く不整で，あたかも肺疾患によるB-lineを想起させる所見であって

	肺うっ血	ALI/ARDS	間質性肺炎
	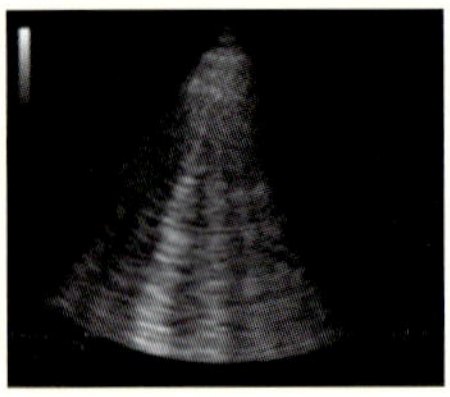	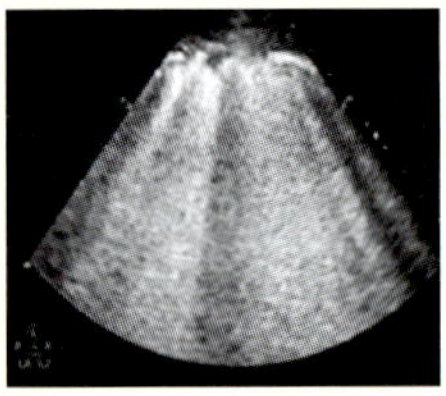	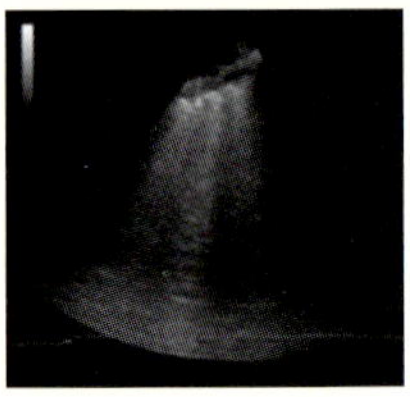
B-lineの分布	✓ 多くは，B-lineが均一 (B7) ✓ 重力の影響を受けた分布	✓ 多くは，B-lineがパッチ状 (B3) ✓ 重力の影響とは関係しない分布 ✓ 免れた領域がある (偏った分布)	✓ 多くは，B-lineがパッチ状 (B3) ✓ 重力の影響とは関係しない分布 ✓ 肺底部に多い (偏った分布)
胸膜ラインの見え方	✓ 多くは，薄くて規則正しい	✓ 著しく不規則，「断片化」していることもある	✓ 不規則，「断片化」していることもある
コンソリデーション	✓ 多くの場合で認めない (胸水中の無気肺として見えることはある)	✓ しばしば末梢に大小様々な浸潤影	✓ 多くの場合で認めない
胸水	✓ よく見られる ✓ 量はまちまち ✓ 浸出液で，混濁した外観ではない ✓ 通常は両側性	✓ 多くは，わずか，ないしは軽度	✓ 多くは，わずか

図28　間質に病変のある疾患の肺エコーの鑑別ポイント　　　　　　　　　　(文献16より引用改変)

も，治療経過に伴いB-lineが消失し，結果的に心不全によるB-lineだったと判明するケースも少なくありません。肺エコーの所見はあくまで参考程度にとどめ，他の可能性を念頭に置いておく柔軟さは大切だと考えます。

この点は肺エコー全般に言える考え方ですが，肺エコー所見のみで評価を完結させる必要はまったくないということです。症状や身体所見，バイタルサイン，バイオマーカーなど，評価のための武器はたくさんあるわけですから，使えるものはすべて利用し総合的に判断すればよいと思います。

第3章 文献

1) Reddy YNV, et al：The haemodynamic basis of lung congestion during exercise in heart failure with preserved ejection fraction. Eur Heart J. 2019；40(45)：3721-30.

2) Bianco F, et al：Lung ultrasonography: a practical guide for cardiologists. J Cardiovasc Med (Hagerstown). 2017；18(7)：501-9.

3) Lichtenstein DA, et al：Relevance of lung ultrasound in the diagnosis of acute respiratory failure: the BLUE protocol. Chest. 2008；134(1)：117-25.

4) Picano E, et al：Ultrasound lung comets: a clinically useful sign of extravascular lung water. J Am Soc Echocardiogr. 2006；19(3)：356-63.

5) Platz E, et al：Expert consensus document: Reporting checklist for quantification of pulmonary congestion by lung ultrasound in heart failure. Eur J Heart Fail. 2019；21(7)：844-51.

6) Blanco PA, et al：Pulmonary Edema Assessed by Ultrasound: Impact in Cardiology and Intensive Care Practice Echocardiography. 2016；33(5)：778-87.

7) Bouhemad B, et al：Clinical review: Bedside lung ultrasound in critical care practice. Crit Care. 2007；11(1)：205.

8) Johannessen Ø, et al：A-lines and B-lines in patients with acute heart failure. Eur Heart J Acute Cardiovasc Care. 2021；10(8)：909-17.

9) Moore CL, et al：Point-of-care ultrasonography. N Engl J Med. 2011；364：749-57.

10) Kameda T, et al：Ultrasonic B-Line-Like Artifacts Generated with Simple Experimental Models Provide Clues to Solve Key Issues in B-Lines. Ultrasound Med Biol. 2019；45(7)：1617-26.

11) Platz E, et al：Impact of device selection and clip duration on lung ultrasound assessment in patients with heart failure. Am J Emerg Med. 2015；33(11)：1552-6.

12) Frasure SE, et al：Impact of patient positioning on lung ultrasound findings in acute heart failure. Eur Heart J Acute Cardiovasc Care. 2015；4(4)：326-32.

13) Volpicelli G, et al：Decreased sensitivity of lung ultrasound limited to the anterior chest in emergency department diagnosis of cardiogenic pulmonary edema: a retrospective analysis. Crit Ultrasound J. 2010；2：47-52.

14) Gluecker T, et al：Clinical and radiologic features of pulmonary edema. Radiographics. 1999；19(6)：1507-31；discussion 1532-3.

15) Rastogi T, et al：Prognostic Value and Therapeutic Utility of Lung Ultrasound in Acute and Chronic Heart Failure: A Meta-Analysis. JACC Cardiovasc Imaging. 2022；15(5)：950-2.

16) Gargani L, et al：Lung ultrasound in acute and chronic heart failure: a clinical consensus statement of the European Association of Cardiovascular Imaging (EACVI). Eur Heart J Cardiovasc imaging. 2023；24(12)：1569-82.

17) Imanishi J, et al: Accuracy of lung ultrasound examinations of residual congestion performed by novice residents in patients with acute heart failure. Int J Cardiol. 2024; 395: 131446.

18) Lichtenstein D, et al: The comet-tail artifact. An ultrasound sign of alveolar-interstitial syndrome. Am J Respir Crit Care Med. 1997; 156(5): 1640-6.

19) Jambrik Z, et al: B-lines quantify the lung water content: a lung ultrasound versus lung gravimetry study in acute lung injury. Ultrasound Med Biol. 2010; 36(12): 2004-10.

20) Brainin P, et al: Body mass index and B-lines on lung ultrasonography in chronic and acute heart failure. ESC Heart Fail. 2020; 7(3): 1201-09.

21) Scali MC, et al: B-lines with Lung Ultrasound: The Optimal Scan Technique at Rest and During Stress. Ultrasound Med Biol. 2017; 43(11): 2558-66.

22) Chiem AT, et al: Feasibility of patient-performed lung ultrasound self-exams (Patient-PLUS) as a potential approach to telemedicine in heart failure. ESC Heart Fail. 2021; 8(5): 3997-4006.

第4章

心×肺エコーによる心不全管理 実践編（急性心不全編）

4-1：肺エコーを使って急性心不全を診断する！

〜 診断に必要な三要素とは？ 〜

さて，ここからは実践編です。まず急性心不全の診断をマスターしましょう。以下の3つのキーワードに集約できます。

- multiple（複数）
- diffuse（びまん性）
- bilateral（両側）

特に「multiple」と「diffuse」という用語は，肺エコーに特有の使い方かもしれません。一見同じ意味のように思えますが，「multiple」は本数を，「diffuse」は分布を示します。「multiple」は，一領域に少なくとも3本以上のB-lineがある場合を指し，B-lineの定量化におけるスコアベースの「陽性」や「1点」と同義です。「diffuse」は，片側肺だけで少なくとも2箇所の「multiple」な領域が存在する場合です。そして，「bilateral」は，両側の肺にそれらが存在することを意味します。心不全の診断要件はこの3つを満たすこと，つまり「multipleな領域が，diffuseかつbilateralに存在する」ことです[1]。ただ，誰かに説明するときに，これだとかなり煙たがられますので，「B-line 3本以上の領域が，左右各肺で2箇所以上存在すれば急性心不全だよ」と優しく説明してあげてください（図1）。

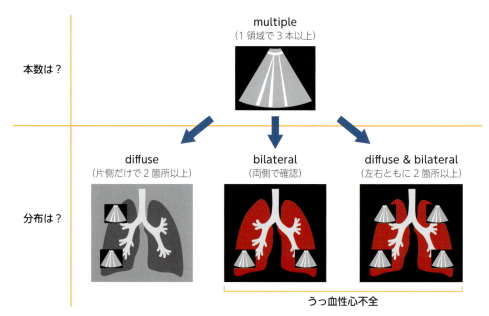

図1　肺エコーで行う心不全診断

検査の所要時間は3分もかかりません。診断精度は高く，感度は94〜97％，特異度は97％と驚くべき数値を誇っています[2,3]。肺炎が合併している場合でも，従来の臨床評価（病歴，身体所見，心電図，動脈血ガス）や胸部X線検査よりも優れていることが示されました[4]。簡易版として，「diffuse」を除いた「multiple」＋「bilateral」の二要素だけでも心不全診断は可能だとする報告もあります[5]。基準が緩くなったぶん，感度は上がり，特異度は少し下がりますが，他の臨床指標を加えることで十分カバーできるはずです。まずは初期評価として迅速に拾い上げることが大事かと思いますので，このあたりは柔軟に利用していきましょう。

〜 除外診断が活かしどころ！〜

肺エコー診断の本当の持ち味は…？

　肺エコーは，限られた診断ツールしか使えない環境，たとえば往診やベッドサイド，クリニックなどでの迅速な診断に非常に有効です。診断し治療につなげることができるツールですが，隠れた真価は除外診断の切れ味にあります。心不全に限りませんが，ある疾患が存在しないと言い切るのはとても難しいことです。循環器内科医ならば，呼吸苦の患者について，その原因が喘息やCOPDなどの肺疾患から来るものなのか，あるいは心不全が原因かの判断に苦慮する場面にしばしば遭遇します。たとえば，「この呼吸苦は喘息かもしれないけど，心疾患の既往もあるので心不全の可能性も完全には否定できない。であれば，両方治療してしまおう」という判断が下

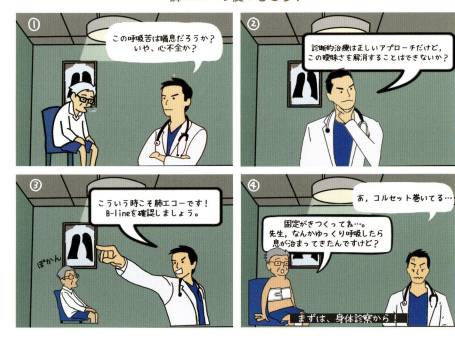

肺エコーの使いどころ？

されることもあります。もちろん診断的治療は正しいアプローチですが、この曖昧さは解消したいですよね…。こういうときこそ肺エコーです。肺エコーで全肺をくまなくスキャンしても、どこにもB-lineがないのであれば、自信を持って喘息（やCOPDなど）と診断することができます。なぜなら、安静時に呼吸困難を感じるほどの心不全であれば、通常、B-lineは顕著に観察されるはずだからです。こうしたフィードバックを繰り返すことで、徐々にB-lineの見え方と症状の程度がリンクして、肌感覚として身についてくるのも肺エコーを使う際の魅力のひとつかもしれません。

〜「心×肺エコー」でアプローチ！〜

ここまで読み進めていただければ、肺エコーだけで心不全を診断することは可能でしょう。しかし、その活用をここで止めてしまうのは非常にもったいないです。旅館に泊まってシャワーで済ますのと同じくらいもったいないです（大浴場にも行きましょう）。セクタ型プローブの真価

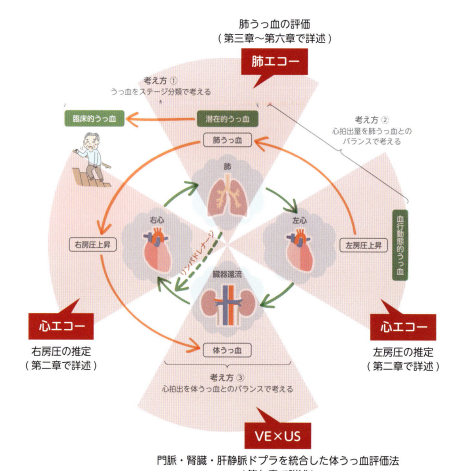

図2　「心×肺エコー」でアプローチ！

を発揮できるのは心エコーです。もともとそういう風に作られてますし……。ただ，心エコーは苦手という方もおられますし，実際適切な心エコーを撮るには一定の修練が必要です。この「心×肺エコー」では，循環器内科医だけでなく，心不全管理にたずさわる多くの医療者が活用し，広げていってもらうことを目指しています。ですので，いわゆる"ちょいあて"心エコーで対応できるアプローチを心がけました。最近ではpoint-of-care ultrasound (POCUS)が広く認知され，その利便性や機動力を活かしたエコーの活用が進んでいます。POCUSはその名の通り，特定の診断ポイントに焦点をあてたエコーです。この技術を一部の専門家だけのものにしておくのは惜しいことです。心エコー未経験者でも活用できるよう，計測を行わず視覚的な評価だけで対応できるようにし，肺エコーとミックスさせることで診療の幅が広がることを期待しています（図2）。

● 症 例 ●

症例で考えてみましょう。

80歳の女性，呼吸困難を主訴に内科外来を受診されました。肥満体型の高齢患者です。肩で呼吸をされており，安静時で呼吸困難があるようです。既往歴には，慢性心房細動と高血圧で内服加療を受けていました。20歳から30年間の喫煙歴もあります。1週間前からの感冒症状を自覚し，前日からは呼吸困難感も出現したため受診されました。血圧は124/70mmHg，心拍数 86回/分，SpO$_2$ 92%（大気下），呼吸音は両側で呼気終末にwheezeを聴取しました。

この時点で年齢や背景疾患から，うっ血性心不全，COPD増悪のような呼吸器疾患を鑑別に考えます。X線を見ますと，図3のように心陰影は拡大し，慢性心房細動を背景とした心房拡大を反映しているのかもしれません。あるいは肥満の影響で心臓が押し上げられ，横位になっている影響かもしれません。肺血管陰影はどうでしょうか？

血管陰影が強くも見えますが，肥満があるとX線のコントラストが低下するため視認性は落ちます。そのため，X線でのうっ血評価は，グレーとして諦めました。頼みの綱はBNPです。BNP 430pg/mL……高値です（前値 300pg/mL）。ただ，慢性心房細動の既往もありますので，ある程度高値であってもそこまでおかしいことではないかもしれま

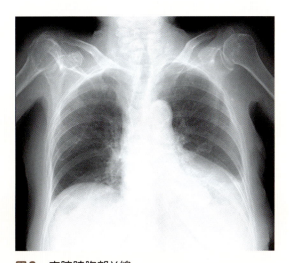

図3　来院時胸部X線

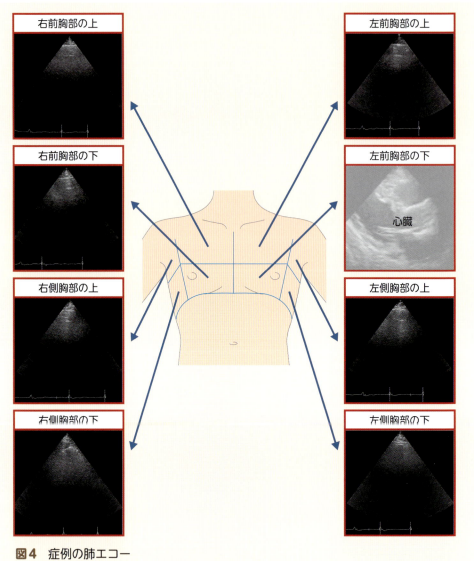

図4 症例の肺エコー

せん，これもグレーです。

　さて，ここまで読み進めてみて，皆さんなら次のステップをどう考えますか？　大きな鑑別としてうっ血性心不全とCOPD増悪で迷うところです。この際，利尿薬と吸入薬の両方を開始し，経過を見て判断するという方法もひとつの選択肢ですが，こういうときこそ肺エコーの出番です。

　外来のポータブルエコーであてた肺エコー画像が**図4**です。A-lineが散在し，全肺野でB-lineはどこにもありませんでした。少なくとも，安静時の呼吸困難をきたすほどのB-lineはないと言い切れそうです。これらの所見からCOPDの増悪と考え，β刺激薬の吸入とステロイドの投与を開始，数日後の外来フォローで自覚症状の改善が認められた症例でした。

　本症例では，安静時で呼吸困難があって喘鳴もあるのにB-lineがない，というギャップがポイントです。心不全増悪の患者が，呼吸困難を訴えている際のB-lineが溢れかえっている

様子を実際に体感すれば，このギャップがよりいっそう違和感として実感できるのではないかと思います。ぜひ，多くの患者で呼吸困難の症状とB-lineの様子を比較し，自身の体験として理解を深めてもらえたらと思います。

まとめ

- ✓ 肺エコーによる心不全診断は，本数（multiple）と分布（diffuse，bilateral）から考える。
- ✓ 肺エコーによる心不全診断の精度は非常に高い。
- ✓ 「B-lineがどこにもない」というネガティブ所見も，診断と同じくらい価値がある。

4-2：超急性期のB-lineをモニタリングしよう！

〜 入院時のB-lineについて 〜

　B-lineの活用は，心不全を診断して終わりではありません。ここからが真髄です。超急性期のモニタリング，そして退院前の治療評価，そして外来診療へと場面を移しながら，活用方法を考えていきたいと思います。

　まずは超急性期です。入院時のB-lineの総数が多いほど，退院後の心不全関連死や再入院のリスクが高いことが報告されています（**図5**）[6]。この検討では，入院時（24時間以内）の28領域スキャンによって得られたB-lineの総数を30本でカットオフと設定し，30本以上の患者は予後が悪いことを示しました。ただ，入院時のような忙しい場面で28領域をスキャンするのは，実臨床では煩雑すぎて現実的ではありませんし，30本近くのB-lineを数えるのもあまり現実的とは思えません。この研究から学びたい点は，B-lineというアーチファクトが，X線でのうっ血評価と同様に，その見た目の派手さが重症度に直結しているということです。アーチファクトは本来，人工的な産物であり，エラーと見なされることもあります。そのため，アーチファクトの

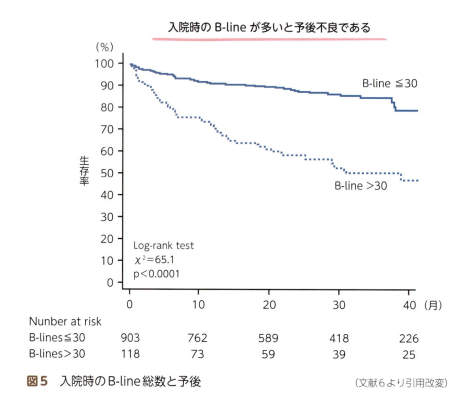

図5 入院時のB-line総数と予後　　　　　　　　　　　（文献6より引用改変）

定量化がリアルな状況を反映しているのか不安もありましたが，この研究ではその点において問題ないことを証明し，B-lineがうっ血治療のターゲットとしてモニタリングできる可能性を裏付ける結果となりました。

〜 治療開始！ B-lineはダイナミックに変化する 〜

　B-lineの変化は非常にダイナミックです。利尿薬やその他の治療に反応する患者では，急性心不全の原因にかかわらず，B-lineの総数は急速に減少します。どれほどダイナミックかというと，治療開始からわずか3時間後には顕著なB-lineの減少が確認されるという報告もあります（図6）[7]。また，その変化は左室駆出率に関係なく，日ごとに治療によってB-lineは減少することもわかりました（図7）[8]。このように短期間でB-lineが減少することは，治療による肺うっ

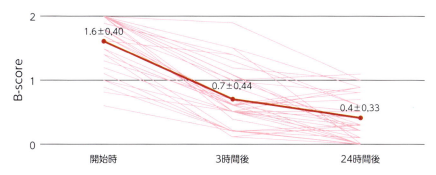

図6 心不全治療とB-lineの推移（3時間後，24時間後）
治療介入3時間後にはB-lineは有意に減少　　　　　　　　　　　　　　　　（文献7より引用改変）

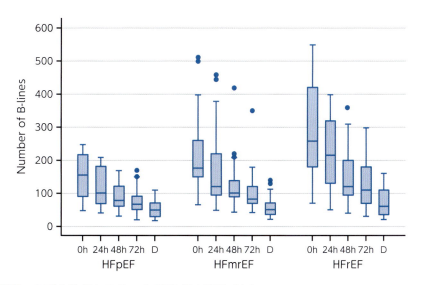

図7 心不全治療とB-lineの推移（24時間ごと）
治療によって日ごとB-lineは減少していく　　　　　　　　　　　　　　　　（文献8より引用改変）

血の改善をダイレクトに反映していると考えられます。

　肺うっ血の改善は，自覚症状の改善としても明確に感じられますが，B-lineの増減という客観的な指標も非常に参考になります。B-lineの変化を追跡することで，治療効果を定量的かつ客観的に評価することが可能になります。肺うっ血の治療応答をリアルタイムに数値として追跡できる有用なパラメータです。

まとめ

✓ 入院時のB-line総数が多いほど，退院後の心不全関連死や再入院のリスクが高い。

✓ B-lineの総数は，うっ血治療をダイレクトに反映し減少していく。治療経過を定量的にモニタリングすることが可能である。

4-3："超急性期～急性期へ" B-line活用法

～ 超急性期におけるB-lineガイドの治療について ～

　B-lineは，うっ血治療開始とともに迅速にその本数を減らすことがわかり，治療効果を早期に評価できるバイオマーカーとして期待されます。そのため，B-lineの本数を減らすことを治療目標とすることは自然な考え方です。超急性期に行う肺エコー検査が，治療方針の判断に付加価値を与えることができるかは検証に値します。これまでに2編の研究が行われ，どちらも超急性期に肺エコーを用いてうっ血をモニタリングし，その情報に基づいて利尿薬の投与量を調整するプロトコールが作成されました。これらの研究から，うっ血の迅速な緩和と入院期間の短縮につながる可能性が示されましたが，超急性期のB-lineを用いた治療ガイドが入院中の死亡率などの重要な結果にどの程度影響を与えるかについては，明確な根拠は得られませんでした。

　以下，2編の研究の概要です。最初の研究は2018年に行われました[8]。急性心不全で入院した患者120例を，ランダムにX線ガイド治療群と肺エコーガイド治療群に割り付けます。肺エコーガイド治療群では入院時，24時間後，48時間後，72時間後に肺エコーを実施し，X線ガイド治療群では入院時と退院時の2回実施されました。この研究では，利尿薬の調整は個々の主治医の裁量に任されています。結果は，肺エコーガイド治療群で利尿薬の使用量がより多く，入院期間も短縮されていることがわかりました（図8）[8]。ただし，画像フォローアップの頻度が異

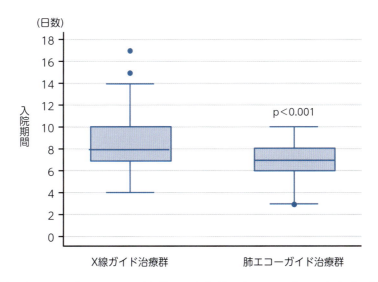

図8　急性心不全におけるX線ガイド治療群と肺エコーガイド治療群の比較
肺エコーガイド群で，入院期間をより短縮させた　　　　　　　　　　　　（文献8より引用改変）

なる点には留意が必要です。

　2つ目の研究は2021年に行われたもので，最初の研究との大きな違いは，**図9A**のようなアルゴリズムを作成し，検査のタイミングやそれに応じた治療内容にまで細かく介入している点です[9]。肺エコーガイド治療群と通常治療群に無作為割り付けを行うわけですが，強調しておきたい前提条件として，両群とも「肺エコーを行うこと」は共通している点です。この研究の焦点は「B-lineの総数に基づいて治療方針を決定することが適切か」という点にあります。つまり，心不全管理における利尿薬の"さじ加減"を排除しよう，という試みです。具体的には，肺エコーガイド治療群ではB-lineが15本以下になるまで利尿薬治療を継続します。介入のタイミングは，両群とも救急外来到着から6時間までの超早期フェーズで，2時間後と6時間後の計2回，肺エコー評価と診察を行い，その都度治療内容を決めていくという方法で進められました。主要評価項目は，①6時間後にB-lineが15本以下となった患者の割合，②30日時点での病院外での生存日数，の2つです。残念ながらいずれも両群間での有意差は認められませんでした。超急性期の介入だけでは長期的な予後に影響を与えることは難しい，という結果は妥当だと感じます。ただ，データを詳細に検討すると，介入開始後48時間時点でB-lineの総数が肺エコーガイド治療群でより大幅に減少し，うっ血の改善がより速いことがわかりました（**図9B**）[9]。

　これらの研究結果を踏まえると，B-lineガイドの治療は，特にうっ血の迅速な緩和に有用であり，入院期間の短縮に貢献する可能性があります。

〜 超急性期における肺エコー検査とのつきあい方 〜

　超急性期の肺エコーをガイドとした心不全治療は，従来治療よりもうっ血の改善がより速く，入院期間を短縮する可能性があることがわかりました。このことは，今後，高齢心不全患者がいっそう増えるだろうパンデミック時代において，大きなメリットになるのではないかと考えます。もちろん，心不全再入院や死亡を減らすことにつながれば言うことないわけですが，実際のところ肺エコーはあくまで検査です。「検査が生命予後にまで影響を与えるか」という話であり，結論を出すには時期尚早だと考えています。その点，入院期間の短縮につながるというのは合理的な結果であり，違和感なく受け入れられるものです。高齢心不全患者の入院期間をできるだけ短くなるよう努め，入院によるADLの低下を最小限に抑えて退院につなげていくことは，生命予後では測れない大事なエンドポイントになるのではないでしょうか。

　しかし，これらのメリットを踏まえても，超急性期での肺エコー利用を広く推奨する論拠としては，まだ不十分だと個人的には考えています。筆者が肺エコーのファンであることは否定しませんが，心不全が肺エコーだけで完結するシンプルな病気とは思っていません。肺エコーはあくまでも肺うっ血という心不全の一側面を見ているにすぎません。うっ血治療に伴って起こる腎機能障害や電解質異常，低心拍出などの相反する問題も意識しながら心不全管理にあたるべきです。アルゴリズムで利尿薬を投与するかどうか一律に決めてしまうのは，少々乱暴かもしれませ

A 肺エコーを行うことを前提に本数をガイドにするかでランダマイズしたアルゴリズム

B 入院を通してB-line総数の推移

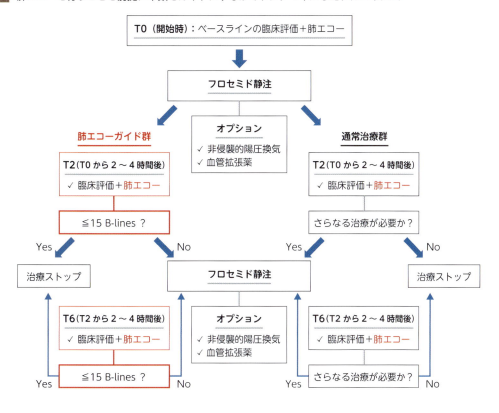
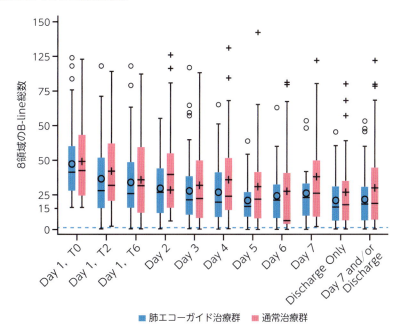

図9 B-lineの本数をガイドに治療するかランダマイズしたアルゴリズム

(文献9より引用改変)

超急性期での肺エコーの位置づけは「いつでも相談できる相棒」

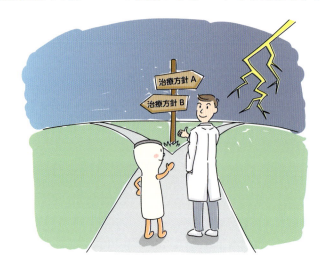

ん。

　超急性期での肺エコーの位置づけは「いつでも相談できる相棒」です。前述の研究からもわかるように，通常の臨床評価でも治療内容に大きな違いはありませんでした。肺エコーが活きる場面は，"治療方針に迷ったとき"です。そんなときに「相棒に相談してみよう」という感覚で活用するのが，一番いい肺エコーとのつきあい方ではないかと思います。

～ 超急性期を「心×肺エコー」でアプローチ！～

　超急性期に肺エコーが活きる場面は，以下の3つです。
1. 高齢心不全患者の入院
2. 肺疾患を合併した心不全患者の入院
3. 腎機能障害のある心不全患者の入院

　まず1つ目は高齢の心不全患者です。前述の研究結果が示すように，超急性期における肺エコーの活用は，迅速なうっ血解消と入院期間の短縮に寄与できる可能性があります。高齢心不全患者のQOLをできるだけ落とさず，早期に元の日常生活へ復帰させることに，肺エコーは役立てることができるのではないかと考えます。

　2つ目は，肺疾患を合併した心不全患者です。肺疾患による呼吸困難と心不全の症状が重なると，治療の効果を自覚症状だけで判断するのが難しい場合があります。もちろん，X線を撮像し改善状況を確認することも可能ですが，検査へのアクセスのしやすさは肺エコーのほうが優れています。したがって，肺疾患によって症状が修飾される可能性がある場合，肺エコーを用いた客観的なうっ血モニタリングを併用することで，診療の質を向上させることにつながります。

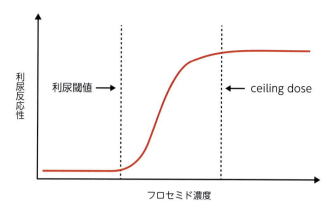

図10　フロセミドの薬力学
ceiling dose以上の容量からは効果を見込めない
(文献10より引用改変)

　3つ目は，腎機能障害のある心不全患者です。この場合，2つの望ましくない臨床経過を予測する必要があります。1つは，腎障害の進行を恐れて利尿薬の投与量が不十分になり，うっ血の改善が遅れる可能性です。もう1つは，逆に利尿薬が過剰となり，腎障害をさらに進行させるケースです。つまり，適切な利尿効果を発揮しつつ，副作用も抑えられる容量を見極めましょうという話ですが，腎障害があるとこのコントロール域が狭くなってしまうため難易度が増します。その際に知っておくべきなのが「利尿薬のceiling dose（天井容量）」という考え方です（**図10**）[10]。これは，利尿薬は一定量までは用量依存的に効果がありますが，一定の上限を超えると効果は増えず，副作用のみが目立つという考え方です。腎予備能が低下した状態での利尿薬治療においては，より腎臓に優しく，かつ効果的に働いてもらい心不全をうまく管理することが求められます。そのためにも，うっ血状況を見える化し，利尿薬を適切な量に調整することは肺エコーが得意とする領域ではないかと考えます。

まとめ

✓ 超急性期の肺エコーガイドによる治療は，迅速なうっ血解消と入院期間の短縮に貢献できる可能性がある。

✓ 超急性期肺エコーが活きる場面は，「早期退院を目指したい高齢心不全患者」，「心不全症状を修飾する肺疾患合併患者」，「より細やかな体液コントロールが必要な腎機能障害患者」である。

超急性期〜急性期で肺エコーをフル活用したいあなたに！

超急性期
評価ポイント：入院時の B-line 総数をみる
入院時の B-line 総数が多いほど予後不良[6]

↓ B-line は治療に応じてダイナミックに変化する[7]

急性期
評価ポイント：B-line ガイドの治療
うっ血の迅速な改善＋入院期間の短縮[8][9]

想定される利用場面

1. 高齢心不全患者の入院	2. 肺疾患を合併した心不全患者の入院	3. 腎機能障害のある心不全患者の入院
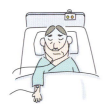	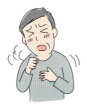	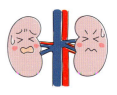
✓ 肺うっ血の迅速な改善と入院期間の短縮を目指して肺エコーを活用する	✓ 肺疾患による症状と心不全症状は紛らわしい。肺うっ血をターゲットにした治療をするために肺エコーを活用する	✓ 腎予備能が少ないため、利尿薬の調整が大事。うっ血を「見える化」して適切な容量を目指すために肺エコーを活用する

図11 まとめ図

4-4:"中期〜退院へ"B-line活用法(治療は上手くいっているか?)

〜 うっ血治療のゴールとは? 〜

　さて,治療によって症状も大幅に軽減した際,次に直面する課題は「何をもって治療完了とするか?」です。患者の背景や医療者側の考え方によって,「治療完了」の定義は様々です。症状が消失すれば治療完了だと考える方もいれば,X線で肺うっ血がなくなるまで続けるべきだと考える方もいるでしょう。また,心エコーでの左房圧指標(E/AやTRPG, E/e'など)が正常化することを治療完了の条件とすることもあります。あるいは,血液検査で濃縮所見が確認できるまで,うっ血治療を継続するという考え方も存在します。このように,うっ血治療のゴールに対する考え方は多岐にわたり,個々のケースで設定すべき問題かもしれません。これが結果的に,うっ血治療の"さじ加減"につながっているのかもしれません。では,肺エコーはこうした問題に対してどのような役割を果たすことができるのか。その点について考えてみたいと思います(図12)。

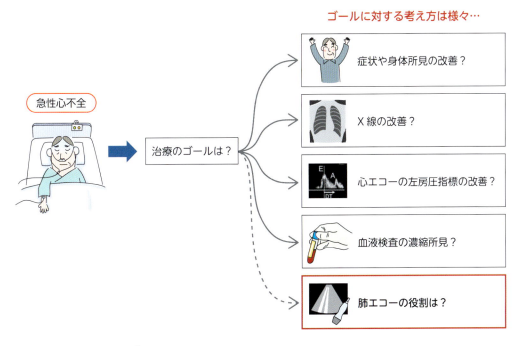

図12 うっ血治療のゴールとは?

〜 退院前の残存うっ血は予後不良と密接に関係する 〜

　心不全の世界的権威であるMihai Gheorghiadeが，2010年にうっ血を定量的に評価することの必要性を提唱しました[11]。それまでは，退院前に体系的にうっ血を評価しようという概念がなかったこともあり，臨床項目に応じて点数化するうっ血のスコアリング方法を提案しました。以降，退院前にスコアリングしたうっ血指標と予後の関連を検討した多くの報告がなされています。特に代表的なものとして，2013年のEVELEST trial[12]，2015年のDOSE-AHF/CARESS-HF trial[13]があります。これらの研究でスコアリングに使用されたうっ血指標は，症状・身体所見です。両研究ともに退院時のうっ血スコアが高いほど，その後の心不全関連イベントが多いという結果が得られました（図13[12]，14[13]）。　また，X線を用いた残存うっ血へのア

症状／身体所見によるうっ血徴候の段階評価

症状／身体所見	0	1	2	3
呼吸困難	なし	まれ	しばしば	持続的
起坐呼吸	なし	まれ	しばしば	持続的
疲労感	なし	まれ	しばしば	持続的
JVD (chH2O)	≦6	6-9	10-15	≧15
ラ音	なし	底部	To <50%	To >50%
浮腫	なし／わずか	軽度	中等度	高度

JVD: jugular venous distention

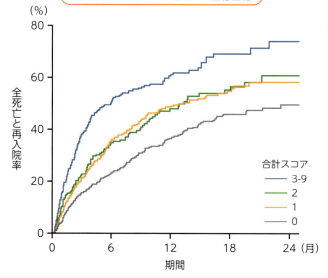

図13　退院時うっ血状態のスコアリングと予後〔EVEREST trial（2013年）〕
（文献12より引用改変）

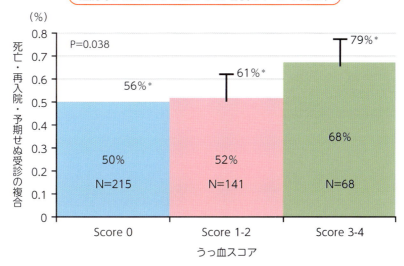

図14 退院時うっ血状態のスコアリングと予後〔DOSE-AHF/CARESS-HF trial（2015年）〕
（文献13より引用改変）

プローチについては，2015年にMayo clinicからの報告があります[14]。この研究では，X線で左右の肺をそれぞれ上・中・下の3つの区域にわけ，それぞれのうっ血所見を0〜3でスコア化し合計化する方法で，こちらも結果は，うっ血スコアが高いほど退院後の心不全イベントが有意に多いことが示されています。これらの研究から，退院前にうっ血が残存する患者は一定数存在し，残存うっ血が予後に悪影響を及ぼすことが明らかになりました。

　肺エコーを用いた残存うっ血評価に関する最初の報告は2015年です[15]。当初は，肺を28領域にわけてスキャンする非常に細かい評価方法で検討されていました。その後，2019年に4領域での残存うっ血評価が循環器領域のメジャー雑誌に掲載され，肺エコーの認知度が向上したことが伺えます[16]。その後も様々な領域で検討が続けられてきましたが，第3章4で述べたように現在では8領域での評価が主流となっています。

　8領域スキャンによる評価と予後の関連を検討した報告は4つあります（**表1**）[15)17)〜19)]。これらの研究では，トータル5〜6本のB-lineを残存うっ血と判断するカットオフとして設定し，予

表1 8領域スキャンで行った退院前残存うっ血と予後の関連を検討した報告

Study	コホート (n)	超音波機器とプローブ	領域	B-lineのカットオフ	心不全再入院または死亡 (±予期せぬ救急受診)
Coiro S, et al (2015年)[14]	心不全入院 (60)	ハイエンド器 セクタ型プローブ	8	3本以上の領域が左右各肺で1領域以上	90 days：Adj. HR 3.30 (95%CI：1.00-10.91)
Rivas-Lasarte M, et al (2020年)[16]	心不全入院 (123)	ポケットエコー セクタ型プローブ	8	≧5 B-lines	6 months：Adj. HR 2.63 (95%CI：1.08-6.41)
Bidaut A, et al (2021年)[17]	呼吸困難 (93)	ハイエンド器 セクタ型プローブ	8	≧6 B-lines	1 year：Adj. HR 13.7 (95%CI：1.6-117.4)
Imanishi J, et al (2023年)[18]	心不全入院 (116)	ハイエンド器 セクタ型プローブ	8	≧6 B-lines	1 year：Adj. HR 12.6 (95%CI：4.71-33.7)

Adj: adjusted, CI: confidenc interval, HR: hazard ratio　　　　　　　　　　（文献15，17～19より作成）

後のリスク層別化が可能であったことを示しています。年齢，心不全の原因，併存疾患，国などの背景に違いがあるものの，カットオフに大きな違いがなかったことは重要な知見です。また，心機能が保持された患者でも，低下している患者でも，このカットオフは同様であることが確認されました。

● 症 例 ●

　心不全で入院歴のある83歳男性の患者です。拡張型心筋症による慢性心不全として，外来通院していました。就寝中の呼吸困難を主訴に救急搬送，来院時の血圧は182/100mmHg，心拍数 104bpm，SpO_2 92%（リザーバーマスク10L投与下），胸部X線は図15のように高度のうっ血像を認め，心不全増悪の診断のもと入院加療となりました。救急外来で行った

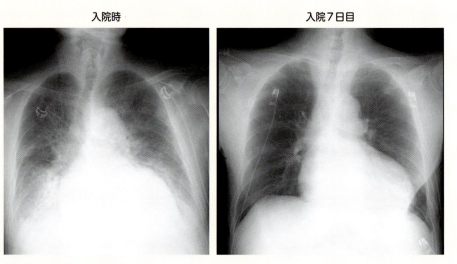

図15　胸部X線の経過

表2　血液検査の経過

	外来時 (入院1ヶ月前)	入院時	入院5日目	入院7日目
Cr (mg/dl)	1.05	1.12	1.25	1.95
eGFR (ml/min/1.73m^2)	51	48	42	26
Hb (g/dl)	12.8	15.4	13.6	14.2
Alb (g/dl)	3.1	4.0	2.6	3.5
AST (U/L)	27	20	16	18
ALT (U/L)	27	6	6	9

心エコー検査では左室駆出率25%，左室拡張末期径63mm，びまん性の壁運動低下を認めましたが，直近の外来で行われた心エコー所見と大きく変わりありません。一方，機能性の僧帽弁逆流は高度へ悪化し，TR-PGは52mmHg（外来時 24mmHg）と肺動脈圧上昇を認め，左房圧上昇を示唆する所見がみられました。血液検査は**表2**に示すように，腎機能・肝機能とも外来時と大きな変化はありませんでした。

　救急外来でNIPPV (non-invasive positive pressure ventilation：非侵襲的陽圧換気)を開始したところ呼吸困難感は速やかに軽減し，血圧は102/70mmHgまで低下，翌日にはNIPPVを離脱でき，以降は経鼻酸素投与と少量の強心薬・利尿薬にて治療を継続しました。入院7日目には症状も大幅に改善し，**図15**のようにX線画像からも，うっ血が解消されてきたことがわかります。しかし，酸素需要に関してはSpO$_2$を90%台後半に保つためには，1Lの酸素投与が必要でした。また，安静時症状はなくなったものの，軽度の倦怠感と浮腫が残存し，加えて血液検査では腎機能指標は日ごと悪化しておりました。このまま同治療を継続してよいものか再評価が必要な段階です。症状や身体所見からは残存うっ血がありそうだが，腎機能の悪化を考えると利尿薬をこのまま継続してよいのか，腎障害の進行をどの程度許容すべきかを考える必要があります。

　そこで，迷ったときの肺エコーです。**図16**のような画像が得られました。B-lineはトータル3～4本程度で，残存うっ血は認めません。少なくとも酸素投与が必要になるほどの肺うっ血の存在は否定的です。したがって，腎機能の観点からもいったん利尿剤は減らすか中止で経過をみるのがよさそうです。低酸素の原因として心不全以外，つまり無気肺や肺炎，あるいはもともと何らかの肺疾患があってベースのSpO$_2$がそもそも低めであった可能性，廃用萎縮による呼吸筋低下による低換気などを鑑別に考えます。本症例では，画像や症状から器質的な肺疾患の存在が否定的であったこと，徐々にフレイルが進んできている背景などから，入院臥床による筋力低下・低換気が少し絡んだ低酸素血症と考えました。その後は，リハビリを中心とした介入にシフトし，日中の座位保持の時間を多くするなどで自然にSpO$_2$は酸素投与なく改善をみることができました。本症例のように，症状やX線だけでは

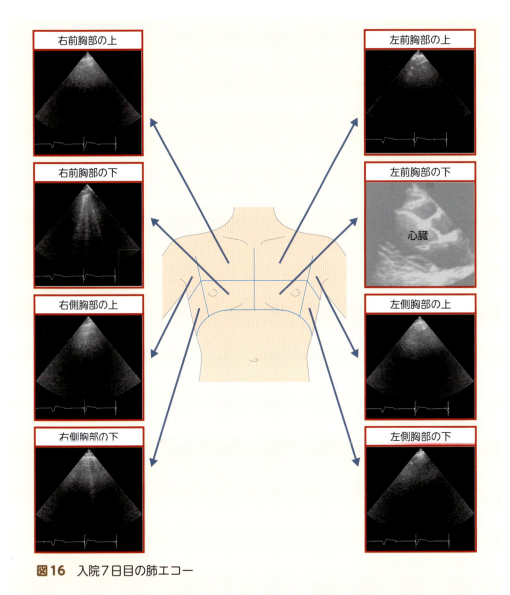

図16 入院7日目の肺エコー

残存うっ血の評価に自信が持てないとき,肺エコーによる定量評価がきっと助けになってくれるはずです。

〜 うっ血ステージを「心×肺エコー」で考える 〜

その1 うっ血のスコアリングからステージングへ

　Gheorghiadeらが提案した「うっ血をスコアリングする」という当初の試みは,初期のアプローチとして有用でしたが,うっ血の各項目を単純に足し算するだけでは限界があると感じます。次のステップとして,「スコアリング」から一歩進み,うっ血の「ステージング」を考える段

階に来ているのではないかと思います。

第1章2で述べたように、うっ血の進展は、まず体液貯留があってhemodynamic congestion（血行動態的うっ血）が起こり、最終的にclinical congestion（臨床的うっ血）へと進展していきます（図17）。逆に、治療がうまく進めば、このプロセスは逆方向に進むわけです。このような進展様式を「うっ血のステージング」と表現しました。さらにclinical congestionは、症状の有無によって、「狭義のclinical congestion」と、症状のない「subclinical congestion（潜在的うっ血）」にわけることができます。つまり、3つの異なる患者像を想定することができます。

入院当初は、当然clinical congestionのステージです。左房圧が高く、X線では肺うっ血を認め、呼吸困難といった臨床症状で困っている、そんな患者像がclinical congestionに該当します。治療が進むにつれ症状は改善していきますが、画像上はまだ肺うっ血が残っている状態、これが次のステージであるsubclinical congestionです。つまり、表面上はよさそうに見えても、水面下ではまだくすぶっている状態です。さらに、うっ血治療をアグレッシブに進めれば、画像上のうっ血もなくなるかもしれません。次に待ち受けるステージがhemodynamic congestionです。症状も画像上のうっ血も解消したけれど、左房圧がまだ高い状態です。ここまで来れば、ひとまずの"くすぶり"状態は脱して、患者もあまり困っていないかもしれません。"症状"という目に見える形の問題もなくなり、画像も綺麗になれば、「この辺りでオーケー」と思いたくなる気持ちもわかりますが、ここで諦めてはいけないのです。この考えを支持する研究として、実際に心臓内の圧を測定できるセンサーを植え込み、外来患者をモニターしながら治療を行った研究があります。CardioMEMS HF system（Abbott社）という、肺動脈内に植

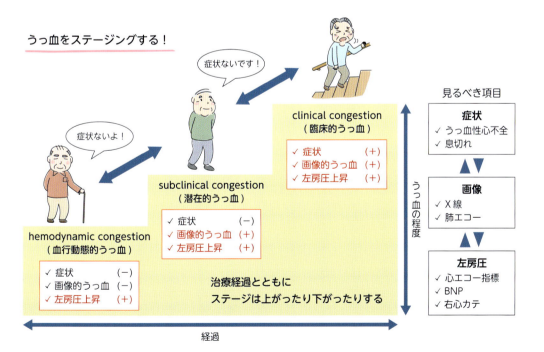

図17 うっ血ステージ

え込まれたセンサーを使って遠隔地でも肺動脈圧をモニタリングできるシステムです（図18）。このシステムを利用することで，血行動態を常時モニタリングできる状態になります。そこで，この技術を用いて心不全管理を行うことが，どのような結果をもたらすのかが検討されました。2011年のCHAMPION試験では，1年以内に心不全入院歴のあるNYHA class Ⅲの患者550名を，通常治療群とCardioMEMS植え込み群に割り付け，その予後が検討されています[20]。結果は，心不全入院に関して両群間で大きな差がみられ，CardioMEMS植え込み群では47％のリスク減少が認められました。また，2023年には欧州で同様の検討がMONITOR-HF試験として発表されています[21]。この試験では，NYHA class Ⅲの患者348名を対象に，通常治療群とCardioMEMS植え込み群に割り付け，QOLの改善度（カンザス・シティ心筋症質問票：KCCQ），および心不全関連イベント（心不全再入院または利尿薬静注を要する緊急受診）について比較検討されています。KCCQによるQOL評価では，12カ月時点でCardioMEMS植え込み群において有意に改善が認められ，心不全関連イベントについても通常治療群に比べて44％と大幅な減少が確認されました（図19）[21]。さらに，この研究では「利尿薬投与量の調整回数」や「NT-proBNPの推移」も確認され，CardioMEMS植え込み群ではNT-proBNPが有意に減少し，利尿薬による調整回数も通常治療群よりも多いことがわかりました。結果として，平均肺動脈圧も有意に低下しており，適切な利尿薬介入による血行動態の改善が予後の差を生んだと考えられます。

　このように，血行動態的うっ血の解消こそが心不全治療のゴールと考えられていますが，実際の臨床現場ではそう簡単ではありません。なぜなら，現実的には治療が進んでいく中で腎機能障害や電解質異常，低心拍出など様々な制約に直面し，圧を下げたくても下げられない，むしろ下げることがマイナスになる場合もあるからです。そのため，最適解は個々のケースで変わってくるのが現実でしょう。こうした状況の中で求められるのは，まず目の前の患者が「うっ血ステージ」のどの段階にいるかをできるだけ正確に把握すること。どの段階で治療がつまずいているの

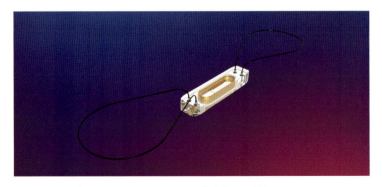

図18 CardioMEMS HF system（Abbott社）
Abbott:CardioMEMS HF System Tracks Heart Failure's Quiet Clues.
[https://www.abbott.com/corpnewsroom/healthy-heart/cardiomems-hf-system-tracks-heart-failures-quiet-clues.html]

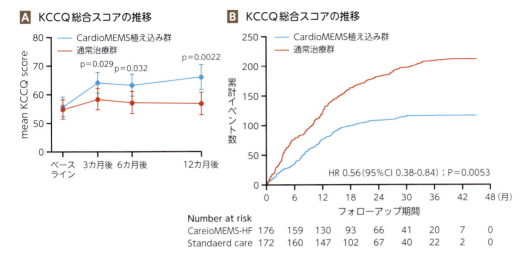

図19　KCCQによるQOL評価
A：CardioMEMS植え込みによってQOLが改善
B：心不全関連イベントを大きく減少

（文献21より引用改変）

かを明確にし，次のステージに進むための問題点をクリアにすることが肝要です．「うっ血をモニタリングする」ということは，すなわち，「うっ血をステージングする」ことなのです．

その2　狭間にあるsubclinical congestionの同定が肝である

「うっ血をステージング」する上で肝になるのが，「subclinical congestion」の同定です．これが難しい理由は2つあります．1つは，症状の有無の判断，もう1つはX線での肺うっ血の見極めです．たとえば，活動度の低い高齢心不全患者を診ることはよく経験されるはずです．「症状はありません」と言われても，本当にそうか疑問に感じることはないでしょうか？　その患者が負荷をかけずに静かに過ごされているだけで，実際には少し動いただけで呼吸が苦しくなる可能性もあります．あるいは，しんどくなるのを避けるために，意図的に活動を制限していることも考えられます．さらに，X線においては，軽度のうっ血を正確に自信もって判断するのは，難しいことが多いのではないでしょうか？

これらの理由から，clinical congestionとhemodynamic congestionの狭間にあるsubclinical congestionを的確に同定することは，意外と難しい作業です．そこで肺エコーの出番です．肺エコーは，X線よりも精度高く肺うっ血を特定し，定量化が可能な診断ツールとされています．また，被爆せず繰り返しベッドサイドで行うことが可能です．通常行なっている心エコー評価に肺エコーを組み合わせることで，「うっ血のステージング」は一段と容易になるはずです．

まとめ

✓ 退院前の残存うっ血評価を肺エコーで定量化しよう。

✓ スキャン領域は8領域が主流。トータル5〜6本をカットオフとして残存うっ血を判断する。

✓ うっ血評価は「スコアリング」から「ステージング」へ。まずは，目の前の患者がどの「うっ血ステージ」にいるかを認識すること。それによって，次のステージに進むための問題点が浮き彫りになる。

✓ Subclinical congestionの同定に，肺エコーは有用である。

4-5：B-lineと左房圧との関係は？

〜 左房圧が上昇すると肺うっ血が出現する？ 〜

　B-lineと左房圧の関連について考えてみましょう。心不全では，左房圧が上昇して肺うっ血が起こる，これが大原則です。したがって，左房圧とB-lineには当然関連があって然るべきです。左房圧とB-lineの関連を検討した代表的な研究が2編あります。1つは2012年の報告で，心臓移植後の患者を含む79例の心不全患者を対象としたものです[22]。この研究では，右心カテーテル検査で得られた血行動態データとB-lineの本数との相関関係が検討されました。結果として，肺動脈収縮期圧との良好な相関関係はみられたものの，肺動脈楔入圧とB-lineには有意な相関が認められませんでした。一方，2019年の報告では，定期の冠動脈造影検査を行う81例を対象に，左室内にカテーテルを挿入して左室拡張末期圧を測定し，B-lineとの相関が検討されています[23]。結果，B-lineは左室拡張末期圧と良好な相関関係が認められました。このように，B-lineと左房圧との関連については，一貫した見解がないのが現状です。左房圧が上昇して肺うっ血が起こるという因果関係を考えれば，相関が見られてもよさそうですが…不思議です。

　なぜかというと，理由は2つあると考えます。1つは，「左房圧と肺うっ血の形成が単純な直線的関係ではない」ということです。図20は1959年とかなり古いものですが，医学書『ガイト

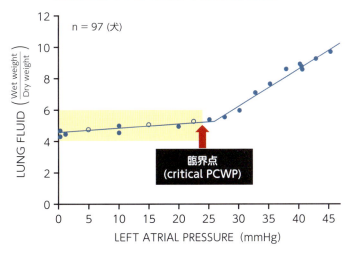

図20　左房圧と肺うっ血形成の関係　　　　（文献24より引用改変）

ン生理学』の著者として知られるガイトン先生が行った動物実験の結果です[24]。横軸に左房圧，縦軸に肺うっ血の程度をとり，その関連をみています。注目すべきは，左房圧が一定のラインまでは肺うっ血が出現せず，ある臨界点（閾値）を越えると，左房圧の上昇とパラレルに肺うっ血が増強するという関係性です。つまり，黄色でハイライトされた部分だけを切り取って見てしまうと，左房圧と肺うっ血には関係性がないとも言えてしまうわけです。

　2つ目は，「左房圧が高くても必ずしも肺うっ血があるとはかぎらない」，こういうケースも存在するということです[25]。この点は，実際の臨床現場でも実感されるところかと思います。たとえば，**図21**の患者Bは左房圧が35mmHgと非常に高くても，肺うっ血がなく普通に日常生活を送れている一方で，患者Aは左房圧が18mmHg程度でもひどい肺水腫になっている，このようなケースも経験されることがあるのではないでしょうか。ガイトン先生の動物実験で得られた**図20**[24]に当てはめると，実臨床と一致しない部分があります。左房圧が35mmHgなら肺うっ血が出現していることになりますし，かたや左房圧が18mmHgであれば出現しないことになるはずです。どうも実臨床の感覚と合いません。「個々の症例によって肺うっ血の出現する閾値が異なる可能性がある」ということです。

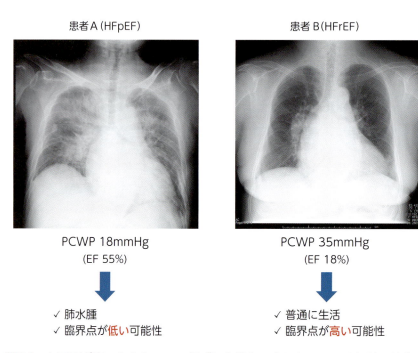

図21　左房圧が高いからといって必ずしも肺うっ血になっているわけではない

〜 肺うっ血とリンパドレナージの関係 〜

　肺うっ血が出現する閾値に違いが生まれる理由として，肺間質にあるリンパ管のドレナージ能力が個々のケースで異なることが指摘されています[26]。たとえば，慢性の経過で肺毛細管圧が上昇したケースでは，肺のリンパドレナージ能力は10倍以上まで上がると言われており，それによって慢性のケースでは肺うっ血の形成が，肺毛細管圧が著しく高くなっても回避できている理由になります。一方，急性の経過で肺毛細管圧が上昇したケースでは，リンパドレナージの能力が追いついていないため，肺うっ血の出現する閾値が低くなるということです（図22）[26]。

　この考え方を，日常臨床に応用したらどうか？　つまり，慢性の経過を「心臓のリモデリングが進んだ病態」，すなわち「左室駆出率の低下した心不全（HFrEF）」とし，急性の経過を「左室駆出率の保持された心不全（HFpEF）」に置き換えて考えることができるのではないかと考え，実際に検討を行いましたので紹介します[19]。当院に急性心不全で入院し，退院前に右心カテーテル検査を受けた116例の患者が対象です。肺エコーは右心カテーテル検査と同日に施行し，8領域のB-lineの合計本数をカウントしました。これらの本数と右心カテーテルで得られた左房圧の関連性について，HFpEFとHFrEFそれぞれで個別に検討しました。結果は図23B[19]に示す通り，両群とも左房圧が高くなるほどB-lineが増える傾向にあることがわかりますが，ここで注目すべきは，「理由1つ目」で述べたように，「単純な直線的関係ではない」という点です。ある変曲点を境に，上昇傾向に転じていることがわかります。そして，変曲点となる肺うっ血出現の閾

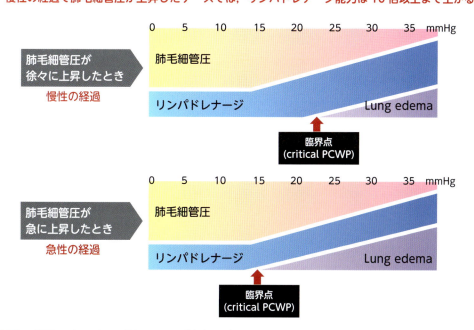

図22　経過によるリンパドレナージ能力の違い　　　　　　　　　　　　　　　（文献26より引用改変）

値は，HFrEF群でより高い位置にシフトしていました．これは，おそらくHFrEF群では慢性の経過を反映して，リンパドレナージ能力が発達していることを示唆しています（**図23A**）[19]．さらにじっくり両群のグラフを見るとわかるように，およそB-line 6本のあたりで区切ると有意な肺うっ血の存在をあぶり出せそうです．この6本以上の患者群は，「肺うっ血を形成しているけど症状がない」，いわゆるsubclinical congestionの状態であり，退院前に残存うっ血がある患者群と言えます（**図23C**）[19]．したがって，第4章4で述べたように，B-line 6本前後で残

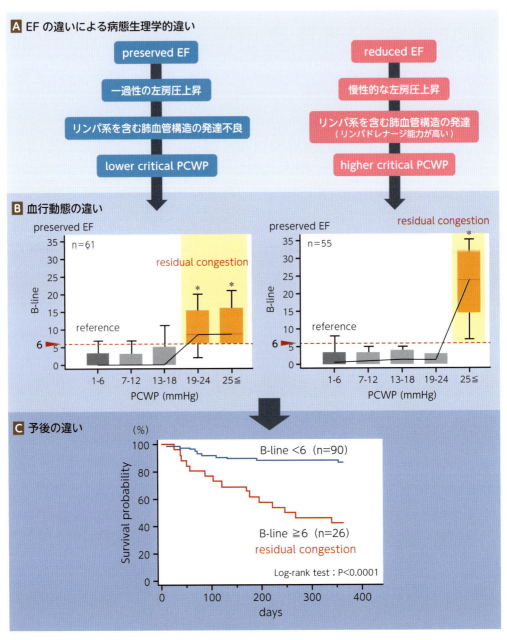

図23 EFの違いによる左房圧とB-lineの関係性 （文献19より引用改変）

存うっ血を判断するラインとしましたが，左房圧とB-lineの関係性から見ても妥当な本数であると考えられます。

> **まとめ**
>
> ✓ 左房圧は，一定のライン（critical PCWP）まで肺うっ血が出現しないように代償機転が働いている。
> ✓ 肺間質にあるリンパ管のドレナージ機能により，肺うっ血の形成を回避する代償機構がある。
> ✓ リンパ管のドレナージ能力は，左房圧上昇にどれくらい曝されたかによって変わる。
> ✓ 慢性の経過では，リンパ管のドレナージ能力が発達しているため，critical PCWPは高い。

第4章 文献

1) Gargani L, et al:Lung ultrasound in acute and chronic heart failure: a clinical consensus statement of the European Association of Cardiovascular Imaging (EACVI). Eur Heart J Cardiovasc Imaging. 2023;24(12):1569-82.

2) Pivetta E, et al:Lung Ultrasound-Implemented Diagnosis of Acute Decompensated Heart Failure in the ED: A SIMEU Multicenter Study. Chest. 2015;148(1):202-10.

3) Pivetta E, et al:Lung ultrasound integrated with clinical assessment for the diagnosis of acute decompensated heart failure in the emergency department: a randomized controlled trial. Eur J Heart Fail. 2019;21(6):754-66.

4) Mazzola M, et al:Diagnostic and Prognostic Value of Lung Ultrasound B-Lines in Acute Heart Failure With Concomitant Pneumonia. Front Cardiovasc Med. 2021;8:693912.

5) Liteplo AS, et al: Emergency thoracic ultrasound in the differentiation of the etiology of shortness of breath (ETUDES): sonographic B-lines and N-terminal pro-brain-type natriuretic peptide in diagnosing congestive heart failure. Acad Emerg Med. 2009;16(3):201-10.

6) Gargani L, et al:rognostic value of lung ultrasound in patients hospitalized for heart disease irrespective of symptoms and ejection fraction. ESC Heart Fail. 2021;8(4):2660-9.

7) Cortellaro F, et al:Lung ultrasound for monitoring cardiogenic pulmonary edema. Intern Emerg Med. 2017;12(7):1011-7.

8) Mozzini C, et al:Lung ultrasound in internal medicine efficiently drives the management of patients with heart failure and speeds up the discharge time. Intern Emerg Med. 2018;13(1):27-33.

9) Pang PS, et al:Lung Ultrasound-Guided Emergency Department Management of Acute Heart Failure (BLUSHED-AHF): A Randomized Controlled Pilot Trial. JACC Heart Fail. 2021;9(9):638-48.

10) Ellison DH:Diuretic therapy and resistance in congestive heart failure. Cardiology. 2001;96(3-4):132-43.

11) Gheorghiade M, et al: Assessing and grading congestion in acute heart failure: a scientific statement from the acute heart failure committee of the heart failure association of the European Society of Cardiology and endorsed by the European Society of Intensive Care Medicine. Eur J Heart Fail. 2010;12(5):423-33.

12) Ambrosy AP, et al: Clinical course and predictive value of congestion during hospitalization in patients admitted for worsening signs and symptoms of heart failure with reduced ejection fraction: findings from the EVEREST trial. Eur Heart J. 2013;34(11):835-43.

13) Lala A, et al:Relief and Recurrence of Congestion During and After Hospitalization for Acute Heart Failure: Insights From Diuretic Optimization Strategy Evaluation in Acute Decompensated Heart Failure (DOSE-AHF) and Cardiorenal Rescue Study in Acute Decompensated Heart Failure (CARESS-HF). Circ Heart Fail. 2015;8(4):741-8.

14) Melenovsky V, et al :Lung congestion in chronic heart failure : haemodynamic, clinical, and prognostic implications. Eur J Heart Fail. 2015; 17(11): 1161-71.

15) Coiro S, et al:Prognostic value of residual pulmonary congestion at discharge assessed by lung ultrasound imaging in heart failure. Eur J Heart Fail. 2015;17(11):1172-81.

16) Platz E, et al:Lung Ultrasound in Acute Heart Failure: Prevalence of Pulmonary Congestion and Short- and Long-Term Outcomes. JACC Heart Fail. 2019;7(10):849-58.

17) Rivas-Lasarte M, et al:Prevalence and prognostic impact of subclinical pulmonary congestion at discharge in patients with acute heart failure. ESC Heart Fail. 2020;7(5):2621-8.

18) Bidaut A, et al:One year prognostic value of B-lines in dyspnoeic patients. ESC Heart Fail. 2021;8(3):1759-66.

19) Imanishi J, et al:Association between B-lines on lung ultrasound, invasive haemodynamics, and prognosis in acute heart failure patients. Eur Heart J Acute Cardiovasc Care. 2023;12(2):115-23.

20) Abraham WT, et al:Sustained efficacy of pulmonary artery pressure to guide adjustment of chronic heart failure therapy: complete follow-up results from the CHAMPION randomised trial. Lancet. 2016;387(10017):453-61.

21) Brugts JJ, et al:Remote haemodynamic monitoring of pulmonary artery pressures in patients with chronic heart failure (MONITOR-HF): a randomised clinical trial. Lancet. 2023;401(10394):2113-23.

22) Platz E, et al:Utility of lung ultrasound in predicting pulmonary and cardiac pressures. Eur J Heart Fail. 2012;14(11):1276-84.

23) Hubert A, et al:Diagnostic accuracy of lung ultrasound for identification of elevated left ventricular filling pressure. Int J Cardiol. 2019;281:62-68.

24) GUYTON AC, et al:Effect of elevated left atrial pressure and decreased plasma protein concentration on the development of pulmonary edema. Circ Res. 1959;7(4):649-57.

25) Anderson FL, et al:Absence of clinical pulmonary edema despite elevated wedge pressures. Arch Intern Med. 1981;141(9):1207-9.

26) Verbrugge FH, et al:Altered Hemodynamics and End-Organ Damage in Heart Failure: Impact on the Lung and Kidney. Circulation. 2020;142(10):998-1012.

第5章

心×肺エコーによる心不全管理 実践編（慢性心不全編）

第**5**章　心×肺エコーによる心不全管理 実践編（慢性心不全編）

5-1：外来肺エコーを行う上で
知っておくべきエビデンス

～ 肺エコーガイドの心不全治療とエビデンス ～

　外来で肺エコーを活かすには，入院中と少し考え方を変える必要があるかもしれません。入院中の患者をみる際は，悪化していた状態をよくするために肺エコーを活用するアグレッシブな考え方が中心です。一方，外来管理では，基本的には安定している患者が多いため，その状態をいかに維持するか，つまり「どの程度悪化したら介入すべきか」という守りの考え方が中心になります。言い換えると，水面下でのうっ血徴候をいかに早くキャッチするか，という予防的な考え方が重要になります。

　肺エコーガイドによる心不全治療の有用性を検討したメタアナリシスがあります[1]。肺エコーガイド治療群と通常治療群にランダマイズされた研究で，合計1,203例の患者を含む10編のランダム化比較試験（randomized controlled trial：RCT）が組み入れられています。うち4編が急性心不全（入院中）での研究，6編が慢性心不全（外来）です。平均4.7カ月の追跡期間において，肺エコーガイドの治療群は，急性腎障害（AKI）や低カリウム血症などの有害事象のリスクを増加させることなく，通常治療群よりもMACE（major adverse cardiovascular events：主要心血管イベント）の発生率が有意に低い結果でした〔相対リスク 0.59；95％信頼区間（CI）0.48-0.71〕。さらに，再入院率も，肺エコーガイドの治療群で有意に低い結果が示されています（相対リスク 0.63；95％CI 0.40-0.99）。一方で，死亡のようなハードエンドポイントでは，両群間に有意差は見られませんでした。再入院や緊急受診といったソフトエンドポイントに対する有効性が強調された結果と言えるでしょう。

　外来患者に限定した場合はどうでしょうか。3編の外来患者を対象としたメタアナリシスがあります[2]。主要評価項目は心不全による再入院，二次評価項目には全死亡率，心不全悪化による緊急受診，AKI，低カリウム血症が含まれます。合計493名の患者を含む3編のRCTで（肺エコーガイドの治療群251名，通常治療群242名），平均追跡期間は5カ月です。結果，両群間で心不全による再入院率に有意差は認められず（相対リスク 0.65；95％CI 0.34-1.22；P＝0.18），同様に，全死亡率（相対リスク 1.39；95％CI 0.68-2.82；P＝0.37），AKI（相対リスク 1.27；95％CI 0.60-2.69；P＝0.52），低カリウム血症（相対リスク 0.72；95％CI 0.21-2.44；P＝0.59）にも有意差は見られませんでした。肺エコーガイド群で示すことができた優位性は，心不全悪化による緊急受診を減少させることです（相対リスク 0.32；95％CI 0.18-0.59；P＝0.0002）（**図1**）[2]。

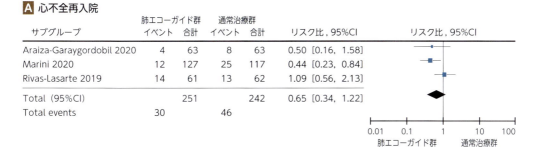

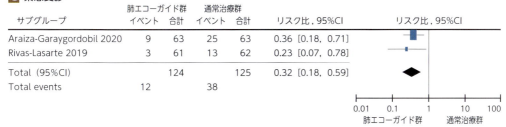

図1 外来心不全患者における肺エコーガイドと通常治療を比較したメタアナリシス

(文献2より引用改変)

～「肺エコーをした」だけでは何も変わらない ～

　留意したい点として，肺エコーガイド治療群にも大きく2つの介入パターンがあるということです．1つは，肺エコーの結果を担当医に報告するだけのもの，もう1つは，B-lineの本数に応じて利尿薬の増減を指示する具体的なプロトコールに基づく介入方法です．どちらがよいかは一概に言えませんが，いずれにせよ，肺エコーの結果をモニターするだけで心不全の転帰が改善するとは考えにくく，肺エコーの結果が何らかのアクション，たとえば利尿薬の増量や減量といった治療サポートに結びついていることが重要だと推測されます．

　メタアナリシスとしてその辺を一括りにしてしまうと細かな要素が埋もれてしまう可能性がありますが，2022年に報告された外来心不全患者79例を対象にしたRCTを見てみると，その点が少しクリアになるかもしれません[3]．この研究では，肺エコーガイド治療群と通常治療群に1：

1で割りつけを行い，肺エコーガイド治療群では「B-lineの本数・分布に応じて利尿薬の増量を指示する」具体的な介入プロトコールが採用されています。結果は，死亡・再入院・緊急受診・日帰り入院のいずれにおいても肺エコーガイドの優位性を示すものではありませんでした。この研究では，利尿薬の投与量を開始時，7日目，30日目，90日目，180日目と追跡しておりますが，両群間で投与量に有意差は見られませんでした。もしかすると，肺エコー検査が積極的な介入に結びつくケースが少ない母集団だった可能性はあるかもしれません。また，仮に利尿薬を増量したのであれば，それがB-lineの減少につながったかどうかも確認しておきたいところですが，この点に関しての記載はありませんでした。増量したにもかかわらず，B-lineがあまり変わらなければ，肺エコーガイドの治療というには不十分のような気もします。一方，2019年のLUS-HF試験は，「肺エコーの結果を伝えるだけ」の介入プロトコールではありましたが，肺エコーガイドの優位性を示すポジティブな結果が得られました（**図2**）[4]。この試験では，試験終了時点での利尿薬の投与量が，肺エコーガイドの治療群でより多かったことが確認されており〔通常治療群 n = 42（75％）に対して肺エコーガイド治療群 n = 51（91％）；P = 0.02〕，肺エコーガイドが治療へのアクションに結びついた結果の優位性かもしれません[4]。

　メタアナリシスでは，肺エコーガイド治療がソフトエンドポイントで優位性を示していますが，個々の研究ではネガティブな結果もあります。重要なことは，肺エコーはあくまで"検査"であり，検査をしただけで予後が改善するわけではありません。検査結果に基づいて，どのようにアクションするべきか，その考え方のプロセスまで踏み込む必要があります。この点をふまえて外来患者での使いどころを次の第5章「2．外来肺エコーの活用法」で考えていきたいと思います。

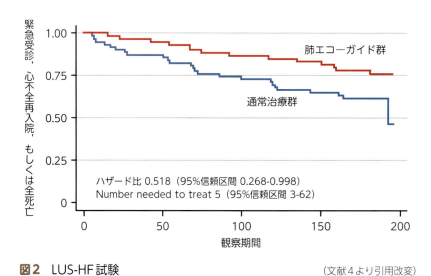

図2　LUS-HF試験　　　　　　　　　　　　　　　　　　　　　　（文献4より引用改変）

まとめ

✓ メタアナリシスでは，肺エコーガイド群がソフトエンドポイントで優位性を示したが，個々の研究ではネガティブな結果もある。

✓ 肺エコーガイド群であっても，利尿薬の増減といった治療介入に結びつかない母集団が存在し，転帰に優位性を示せない一因となっている可能性がある。

第5章 心×肺エコーによる心不全管理 実践編（慢性心不全編）

5-1：外来肺エコーを行う上で知っておくべきエビデンス

5-2：外来肺エコーの活用法

〜 外来肺エコーが活きるシチュエーション 〜

　外来で肺エコーをどのように活用するか。心不全管理において肺エコーを活用するポジティブなデータはありますが，だからといって盲目的に（たとえば）「B-lineが6本以上だから利尿薬を増やそう」という判断にはならないでしょう。他の検査へのアクセスのしやすさにもよるかもしれませんが，できるだけうっ血徴候となる身体所見やデータを集め，総合的に増悪傾向の有無を判断するのが一般的な考え方でしょう。つまり，肺エコー検査はあくまで検査の"one of them"であって，臨床判断を後押ししたり，逆にブレーキをかけてくれる心強い相棒という位置づけです。

　入院中と外来では，そもそもうっ血に対する検査前確率が異なります。入院中は肺うっ血がある状態が前提となりますが，外来では肺うっ血がない状態が前提です。そのため，外来での肺エコー評価の際には，できるだけ検査前確率を上げた上で判断することが望ましいと考えます。肺エコー検査単独で治療方針を判断するのは，判断をミスリーディングする可能性があるので避けるべきです。

　以下のような外来でのシチュエーションで，肺エコー検査が活きるのではないかと考えます。

- 症状が出てきた，あるいは悪化してきたとき
- BNPが上昇してきたとき
- 心エコー指標が悪化してきたとき
- 腎機能が悪化してきたとき

これらを考える上で，「うっ血のステージング」が役立ちます（図3）。

　まず，症状が出てきた，あるいは悪化してきた場合です。何らかの治療介入を考えるタイミングだと思うのですが，その症状が本当に心不全由来であるかを裏付ける必要があります。そのための判断材料として肺エコーが役立ちますし，さらにBNPや心エコーなどと組み合わせることで，心不全の症状である可能性をより高めることができます。

　では，外来フォロー時の血液検査でBNPが上昇してきた場合，どう考えるべきでしょうか。まず，BNPが上昇しているということは，hemodynamic congestion（血行動態的うっ血）のステージに既に達していることが前提となります。その上で，次に考えるべきことは，それがsubclinical congestion（潜在的うっ血）のステージにとどまっているのか，clinical congestion（臨床的うっ血）まで進んでいるのかを判断することです。症状があればclinical congestion，症状がなくても肺エコー検査でB-lineが5〜6本以上あればsubclinical

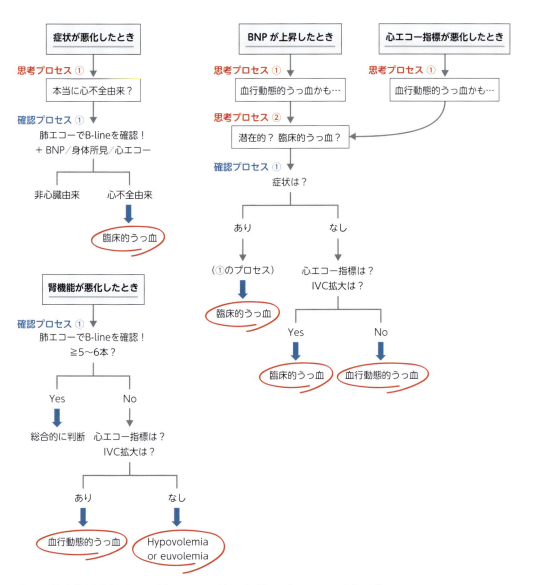

図3 外来心不全管理での肺エコーの使い方（うっ血のステージング）

congestionのステージではないかと考えます．このような場合には，積極的に利尿薬等の介入を検討してもよいでしょう．

では，心エコーの血行動態的指標が悪化してきた場合はどうでしょうか．たとえば，三尖弁逆流圧較差（tricuspid regurgitant-pressure gradient：TRPG）の上昇や左房容積の増大，あるいはE/e'の上昇，IVCの拡大などが挙げられます．いずれも左房圧上昇と関連し，hemodynamic congestionの存在を示唆します．したがって，このような状況も「BNPが上昇してきたとき」と同様に捉え，介入の判断材料にするのがよいと思います．

そして，腎機能が悪化してきた場合ですが，一概には言えないものの，まずは肺エコー検査を行うことをお勧めします．腎不全による体液過多や心不全による左房圧上昇が原因で肺うっ血が

起こっていると考えられますが，両者を完全に区別するのは難しいです。むしろ，両者が混在し，最終的な表現型として肺うっ血が現れていると考えるのが，一番理解しやすいかと思います。そのため，身体所見やバイオマーカー・心エコー指標からの区別が難しい状況では，最終表現型である肺うっ血を肺エコーでまず確認することをお勧めします。腎機能が悪化してきたときは，利尿薬の増減について検討すべきタイミングでもありますので，まずは肺エコーで肺うっ血の徴候があるか確認しましょう。肺うっ血兆候がまったくなく，下大静脈 (inferior vena cava：IVC) の拡大もなければ利尿薬の減量・中止が検討できます。肺うっ血が進んでいるようであれば総合的に判断です。心不全治療を優先すべきか腎臓を守るべきか……悩ましいことが多いですが，このあたりを次の第5章「3．肺うっ血の治療中に起こる腎障害をどう考えるか？」で考えたいと思います。

● **症 例** ●

　70歳，高血圧，慢性心不全で外来通院されている女性の方です。軽度左室肥大のあるHFpEFを背景とした慢性心不全です。一度，高血圧性の急性心不全で入院歴はありますが，その後は特に症状もなく経過していました。今回，自覚症状や体重増加・浮腫などの体液量増加を示す所見は見られないものの，定期外来の血液検査でBNPが120pg/mLから200pg/mL (約1.6倍) に上昇していました。こんなとき，皆さんならどう考えますか？自覚症状がなければひとまず経過観察でしょうか。あるいは，何か薬物介入を行うべきでしょうか？

　BNPがどれくらい上昇したら介入すべきか，この点については明確なエビデンスはありません。特にBNPは対数変換して正規分布をとるという独特の検査特性がありますので，一概に絶対値の上昇幅や変化率だけで判断するのは難しいのではないかと考えます。まず頭の中で整理すべきは，うっ血からみたステージ分類です。BNPは心室にかかる壁応力に応じて変化するバイオマーカーです。壁応力とは，単位心筋あたりにかかる張力のことで，心室内圧と内径の積に比例し，壁厚に反比例します。そのため，左室拡張末期圧が上昇すると壁応力が増大し，結果的にBNPは上昇します。今回のようなBNPの上昇は，血行動態的うっ血を示唆するものとして捉えることができるでしょう。

　では，症状についてですが，今回の患者には自覚症状がないため，clinical congestionのステージではありません。そうなると問題はsubclinical congestionのステージかどうかです。この判断には，胸部X線や肺エコーといった画像が必要です (**図4**)。幸い，外来診察室に簡易エコーがありましたので，肺エコーを行ったところ，7〜8本のB-lineがしっかりと確認できました。この際，肺疾患の可能性も念頭に置く必要がありますが，幸いにもこの患者は以前のエコー検査でB-lineがなかったことがわかっておりましたので，今回のB-lineの出現は有意な変化ととらえてよさそうです。

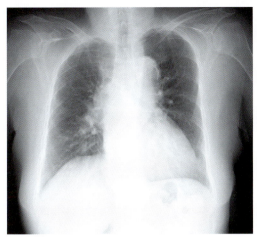

図4-1 胸部X線

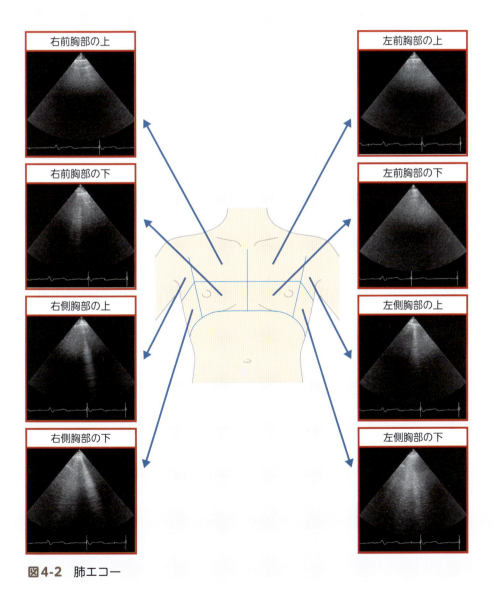

図4-2 肺エコー

第5章 心×肺エコーによる心不全管理 実践編（慢性心不全編）

5-2：外来肺エコーの活用法

111

ということで，BNPの上昇とB-lineの顕在化をもとに，うっ血のステージはsubclinical congestionではないかと考えました。つまり，自覚症状はないものの，うっ血徴候が現れている可能性を考えます。何かしらの介入を考えたほうがよいかもしれません。このときにまず考えるべきは，なぜBNPが上昇したのか，すなわち増悪因子です。増悪因子には，「原疾患の進行」「新たな心疾患を発症」「新たな非心疾患の発症」「環境要因の変化」が挙げられます。「原疾患の進行」とは，慢性心不全を構成する心疾患の悪化を指します。高血圧症や虚血性心疾患，不整脈，心筋症などを背景に心不全が構成されているわけですが，これら原疾患のコントロールが悪化している可能性です。「新たな心疾患を発症」とは，心房細動などの不整脈や虚血性心疾患の新規発症が考えられます。「新たな非心疾患の発症」では，感冒や肺炎などの心臓以外の疾患の新たな発症や悪化が考えられます。「環境要因の変化」には，飲水や塩分過多，怠薬，身体的負荷など多岐にわたり，多くの心不全増悪ケースでは，環境要因が何らかの形で関与していることが多いでしょう。

　本ケースを振り返ると，これまでおおむね家庭血圧は130/80mmHg前後で安定していたものの，血圧手帳を見ると最近では140mmHgを越えることが頻繁に観察されました。新たな心疾患や非心疾患が加わったと考えられる症状やエピソードは見当たりませんが，環境要因については，イベントごとが多かったようで，コロナの収束に伴い，旅行や友人との食事などが増え，塩分過多になりがちだったようです。ということで，本ケースの介入ポイントとしては，食事指導と降圧薬の増量です。2カ月後の外来フォロー時に，血圧の推移を確認し，BNPと肺エコーで再評価を行いました。血圧手帳を確認したところ，125/70mmHg前後と良好にコントロールされ，BNPは200から133へ低下し，B-lineも消失していました。うっ血ステージは，subclinical congestionからhemodynamic congestion（あるいはeuvolemia）へ戻ってきた，そんなイメージです。

まとめ

✓ 外来での肺エコーの使いどころは，症状・BNP・心エコー指標・腎機能が変化したとき（図3）。

第5章　心×肺エコーによる心不全管理 実践編（慢性心不全編）

5-3：肺うっ血の治療中に起こる腎障害を どう考えるか？

　うっ血治療中の最大の敵は腎障害です。これさえなければ，利尿薬の使用にそこまで迷うことはないはずです。以下のようなケースを見てみましょう。

　ある外来患者で，BNPが上昇し浮腫を伴ってきたため，利尿薬を増量しました。体重も2kgほど減り，1カ月後の外来フォローではBNPも良好に下がっていました。しかし，前回1.1mg/dLだったクレアチニン値が今回1.4mg/dLに上昇しています。このまま利尿薬の減量や中止をせず継続してもいいんだろうか？　それとも，腎機能を犠牲にしてでも，うっ血治療を優先したほうがよいのか？　このような悩みは，多くの外来で経験されたことがあるのではないでしょうか。

　こうした心不全の治療中に遭遇する腎機能の悪化をworsening renal function (WRF) と呼び，その臨床的意義についてこれまで多くの研究が行われてきました。しかし，結論を先に述べると，現時点では「まだ明確な結論には至っていない」というのが実情です。多くの研究により，WRFは25〜33％に発生し，死亡リスクが1.4〜1.8倍に上昇すると報告されています[5]。ただし，WRFの定義をクレアチニン値上昇だけで評価してよいのかという問題や，判定のタイミングが入院時や入院48時間後，退院時，外来時など多岐にわたり，正確な疫学的解析や治療効果の比較が難しい点もあります。近年では，WRFのリスクに関しては，publication biasによって過大評価されている可能性も指摘されています[6]。

　急性心不全患者における利尿薬反応性と予後との関連を検討した報告では，利尿薬への反応が良好であった一群では，反応不良群と同等かそれ以上の頻度でWRFを呈していたにもかかわらず，最も予後良好であったことが示されています[7]。また，うっ血所見の改善（図5）や血液検査で濃縮所見，BNPの低下を伴うWRF（図6）では，予後が必ずしも悪くないことも報告されています[8, 9, 10]。すなわち，臨床像の悪化を伴わないWRFは，必ずしも予後不良を意味しないことから「偽性WRF」という概念も提唱され[11]，少なくとも急性心不全において，うっ血改善が得られている場合の治療に伴う若干のクレアチニン値上昇は，許容しうる病態であると考えられています。「うっ血治療はうまくいったけど，水の引きすぎで脱水や腎障害が進んでしまった」と，我々臨床医が必要以上に落ち込んだり悩んだりする必要はないのかもしれません。「うっ血治療vs. 腎障害」という構図では，うっ血治療を優先することも間違いでない場合もあるということです。

　WRFの場面で肺エコーはどのように役立てることができるか。繰り返しになりますが，「うっ血改善が得られている場合」の腎障害の進行は許容できる可能性があります。この「うっ血改善が得られている」ということを，より正確に判断することが肝です。うっ血を評価するツールは

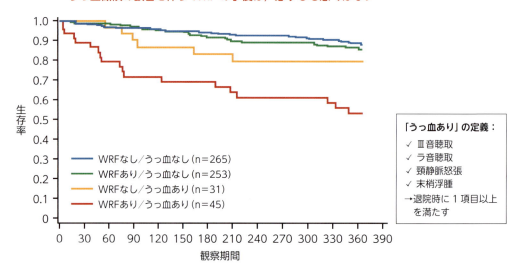

図5 WRFの発症と退院時うっ血の有無で層別化し1年予後を比較 　(文献8より引用改変)

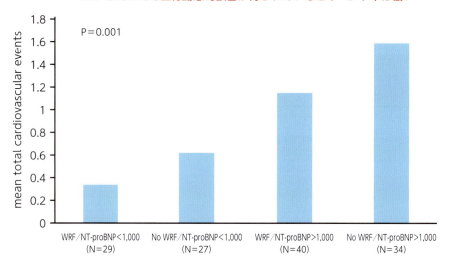

図6 WRFおよびNT-proBNP＜1,000pg/mLの達成度によるイベント発生率
(文献10より引用改変)

いろいろありますが，どれも定量性に難があります．その点，肺エコーは定量化が可能であるため，治療がよい方向に進んでいるのか，それとも悪化しているのかを判断する強力なサポート役になってくれるはずです．B-lineが明らかに少なくなっている状況であれば，多少の腎障害があったとしても，それに目をつぶりながら自信を持って治療を継続できるのではないでしょうか．

まとめ

✓ うっ血改善が得られているときの治療に伴う若干のクレアチニン値上昇は，許容しうる病態である。

✓ WRFの善悪を決める上で，うっ血治療がよい方向に向かっているかを判断するのが肝である。肺エコーは客観性をもって定量化できる点で，治療の進行状況を判断する有力なサポート役になる。

第5章 心×肺エコーによる心不全管理 実践編（慢性心不全編）

5-4：運動負荷と肺エコー

～ 労作時息切れの患者が外来に来たら… ～

　外来では，よくこんな場面に遭遇します。「濃厚な喫煙歴のある70歳男性，高血圧で外来通院をされている。最近，坂道で息切れを自覚することが多くなったと相談を受けた。慢性閉塞性肺疾患（COPD）かと思ったが，血液検査をするとBNPは60pg/mLと少し上昇している。心エコー検査を行ったものの，左室の収縮も良好で，弁膜症や左室肥大もない。この息切れはCOPDが原因だろうか？　それとも心不全？　あるいは年齢によるものなのか？」。

　もしかしたら，患者本人は「歳のせい」と思い込み，また家族にもそう思われ，医療者に打ち明けることなく日々我々の外来に通院されているもしれません。あるいは，「息切れ」があると運動を避けるようになり，症状自体が隠されてしまうことも高齢者にはよくあります。たとえば，「最近，自宅にいることが多くなった」「友達と会うのが面倒である」「趣味の家庭菜園をあまりしなくなった」など……こうしたエピソードの背景に「息切れ」が潜んでいる可能性があり，潜在的に多い主訴なのではないかと感じます。

　冒頭で取り上げた「濃厚な喫煙歴のある70歳男性」の場合，心不全とCOPDを鑑別疾患として考えるわけですが，両者の症状は類似し，その上併存することも多いため，診断をより複雑にしています。実際，左心不全患者の約20～30％にCOPDを併発していると言われています[12]。COPDはスパイロメトリーによって診断可能ですが，それによって心不全が否定されるわけではない点が難しいところです。

　さらに，EFが保持されている心不全，すなわちHFpEFの診断は特に頭を悩ますケースだと思います。EFが低下している場合や，肥大・弁膜症などの器質的な心疾患が見つかれば心臓由来の症状として考えやすいのですが，EFが保たれていて他にこれといった特徴がない場合は判断に迷います。そして，HFpEFの患者では，安静時には左房圧が上昇せず，運動時にのみ左房圧が上昇して症状が顕在化するため，安静時の検査では診断がつきにくいのが難点です。

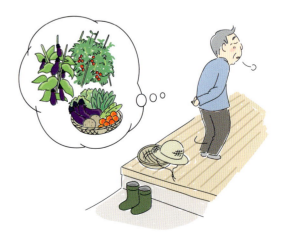

明日にしようか…

これらの点から，現在のHFpEF診断のゴールドスタンダードは運動負荷心エコー検査（または運動負荷右心カテーテル検査）です。実際に運動してもらって息切れの状況を再現し，その際の左房圧の上昇を確認することでHFpEFの診断を行います。ただし問題は，運動負荷心エコー検査がどこでも簡単に実施できる検査ではない，ということです。対応できる施設は限られていますし，患者側にも膝の痛みなどで十分な運動負荷をかけられないといった制限も多いです。そのため，検査前確率の高い患者をスクリーニングする必要がありそうです。

　このような状況を解決するため，欧州心臓病学会（European Society of Cardiology：ESC）は2019年に，息切れ患者からHFpEFを診断するための段階的診断アルゴリズム（HFA-PEFF診断アルゴリズム）を提案しました（図7）[13]。このアルゴリズムは4つのステップで構成され，step 1（P）では一般外来で行える問診や身体所見，血液検査，胸部X線，心電図，心エ

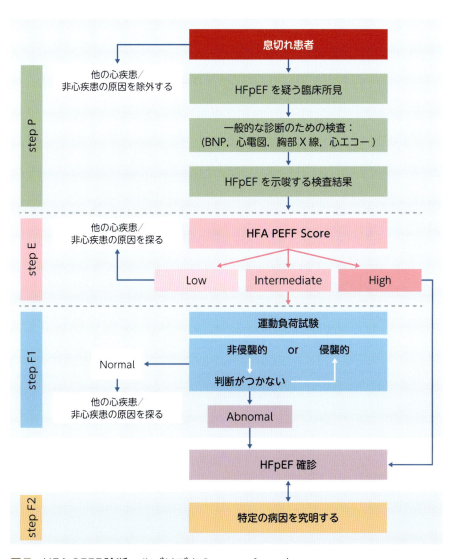

図7 HFA-PEFF診断アルゴリズムのフローチャート　　　　（文献13より引用改変）

コー検査を用いて，HFpEFのリスクとなる所見をスクリーニングします。次に，step 2（E）で心エコー検査とBNPから得られた指標をもとにスコアリングを行ない，得られたスコアに応じてHFpEF診断を行います（図8）[13]。これまでにもHFpEF診断のためのスコアリングツールはいくつか存在しましたが，HFA-PEFFスコアには，従来とは異なる2つのユニークな点があります。

1つは，functional（機能），morphology（形態），biomarkerの3つの側面からアプローチしている点です。2つ目は，年齢と心房細動の有無でカットオフをわけている点です。一見当たり前のように思えますが，これまで年齢・心房細動問わずカットオフは一律に決められていたことを考えると，実は大きな進歩と言えるかもしれません。これらの指標からスコアリングを行い，5点以上をHFpEFと診断し，1点未満であればHFpEFを除外します。中間のスコア（2～4点）は診断が不確実であり，その場合には次のstep 3（F1）である運動負荷検査（心エコー検査また

	機能	形態	バイオマーカー（洞調律）	バイオマーカー（心房細動）
Major 2点	【年齢 <75 歳】 septal e'<7cm/s or lateral e'<10cm/s 【年齢 ≧75 歳】 septal e'<5cm/s or lateral e'<7cm/s or Average E/e'≧15 or TR velocity >2.8m/s (PASP >35mmHg)	【洞調律】 LAVI >34mL/m² 【心房細動】 LAVI >40mL/m² or LVMI >149/122g/m² (m/w) and RWT >0,42#	NT-proBNP >220pg/mL or BNP >80pg/mL	NT-proBNP >660pg/mL or BNP >240pg/mL
Minor 1点	Average E/e' 9～14 or GLS <16%	【洞調律】 LAVI 29～34mL/m² 【心房細動】 LAVI 34～40 ml/m² or LVMI >115/95g/m² (m/w) or RWT >0,42 or LV wall thickness ≧12mm	NT-proBNP 125～220pg/mL or BNP 35～80pg/mL	NT-proBNP 365～660pg/mL or BNP 105～240pg/mL

Major criteria : 2 points	≧5 points : HFpEF
Minor criteria : 1 points	2～4 points : 運動負荷試験（心エコー or 侵襲的血行動態評価）

図8　HFA-PEFF スコア

LAVI：left atrial volume index（左房容積係数）
LVMI：left ventricular mass index（左室心筋重量係数）
RWT：relative wall thickness（相対的壁肥厚）
GLS：global longitudinal strain

（文献13より引用改変）

は右心カテーテル検査）を行い，運動時の左房圧上昇の有無を確認し最終診断を行います．Step 4（F2）は，診断されたHFpEFの病因検索です．HFpEFにも様々なphenotypeが存在し，同定することで個別的治療介入が可能になるというわけです．また，これまでHFpEFには利尿薬が唯一の治療手段でしたが，最近ではSGLT2阻害薬に代表される薬物治療の有効性が証明されています．正確に診断することの重要性がさらに高まったと言えるでしょう．

〜 運動負荷でB-lineはどう変化するか？ 〜

HFpEFの診断には，運動負荷検査中の左房圧上昇を確認することが肝であることをお話ししました．そこで注目したいのは，運動負荷によってB-lineはどのように変化するか，です．

運動負荷検査中のB-lineの変化を，肺動脈楔入圧（pulmonary capillary wedge pressure：PCWP）の変化とともにモニターした興味深い研究があります[14]．この研究では，負荷ピークに向けてPCWPが大きく上昇し，リカバリーフェーズ（回復期）に入ると急速に下降する様子が観察されました（図9A）[14]．圧の変化は非常に鋭敏です．一方，B-lineはというと，負荷ピークに向かって徐々に増加していくものの，その最大値に達するのは負荷ピーク時ではなく，リカバリーフェーズにあることがわかっています（図9B）[14]．

左房圧の上昇とともにB-lineも増えることは予想の範囲内ですが，その変化にタイムラグがある点は見落とされがちです．これは，肺毛細血管から肺間質へ体液が移動するのに少し時間がかかるためと考えられます．この知見は，肺うっ血形成に関する病態生理をイメージさせる興味深い点であるとともに，HFpEFの運動負荷試験における肺エコー評価の重要性や，その評価のタイミングについても重要な示唆を与える結果です．

筆者も実際に運動負荷心エコー検査を行っている中で，B-lineの出現にタイムラグがあるこ

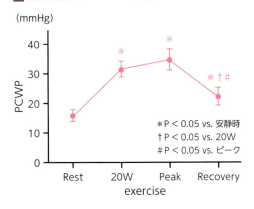
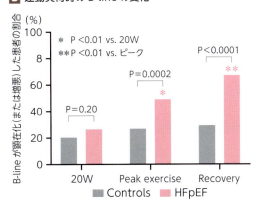

図9 運動負荷時のPCWPとB-lineの変化
A：PCWPは負荷ピークにかけて増加し回復期に即時減少する
B：B-lineは回復期でさらに増加する

（文献14より引用改変）

とを実感しているのですが，それに加えて，出現したB-lineの"捌けの悪さ"も感じています。以前，運動負荷後の肺エコーで「電撃性肺水腫か？」と思うほど，びまん性にB-lineが出現したことがあります。患者本人は数分の安静で負荷中の息切れも改善し，いたって普通の状態まで回復しましたが，さすがに心配になり10分ほど待機して経過を観察しました。それでもB-lineの分布や見え方はほとんど変わりませんでした。血行動態の変化は機敏ですが，肺うっ血は一度スイッチが入るとなかなか消えてくれないようです。両者はパラレルな関係にあるものの，少し時間差があることを知っておくと，心不全管理にも役立つかもしれません（肺炎の影が遅れて消えてくるのと似た部分があるかもしれません）。

まとめ

✓ HFpEF患者は運動時にのみ症状が顕在化することが多いため，安静時での診断が難しく，運動負荷をかけることが推奨される。

✓ 運動負荷検査の対象となる患者をスクリーニングするための検査として，HFA-PEFFスコアが有用である。

✓ 運動負荷によって左房圧は鋭敏に上昇するが，B-lineの増加にはタイムラグがある。これは，肺毛細血管から肺間質へ体液が移動するのに少し時間がかかるためと考えられる。

第5章　文献

1) Li Y, et al:Lung ultrasound-guided treatment for heart failure: An updated meta-analysis and trial sequential analysis. Front Cardiovasc Med. 2022;9:943633.

2) Mhanna M, et al:Lung ultrasound-guided management to reduce hospitalization in chronic heart failure: a systematic review and meta-analysis. Heart Fail Rev. 2022;27(3):821-6.

3) Torres-Macho J, et al:The Effects of a Therapeutic Strategy Guided by Lung Ultrasound on 6-Month Outcomes in Patients with Heart Failure: Results from the EPICC Randomized Controlled Trial. J Clin Med. 2022;11(16):4930.

4) Rivas-Lasarte M, et al:Lung ultrasound-guided treatment in ambulatory patients with heart failure: a randomized controlled clinical trial (LUS-HF study). Eur J Heart Fail. 2019;21(12):1605-13.

5) Damman K, et al:The kidney in heart failure: an update. Eur Heart J. 2015;36(23):1437-44.

6) Damman K, et al:Renal impairment, worsening renal function, and outcome in patients with heart failure: an updated meta-analysis. Eur Heart J. 2014;35(7):455-9.

7) Valente MA, et al:Diuretic response in acute heart failure: clinical characteristics and prognostic significance. Eur Heart J. 2014;35(19):1284-93.

8) Metra M, et al:Is worsening renal function an ominous prognostic sign in patients with acute heart failure? The role of congestion and its interaction with renal function. Circ Heart Fail. 2012;5(1):54-62.

9) Testani JM, et al:Potential effects of aggressive decongestion during the treatment of decompensated heart failure on renal function and survival. Circulation. 2010;122(3):265-72.

10) Ibrahim NE, et al：Worsening Renal Function during Management for Chronic Heart Failure with Reduced Ejection Fraction：Results From the Pro-BNP Outpatient Tailored Chronic Heart Failure Therapy (PROTECT) Study. J Cardiac Fail. 2017；23(2)：121-130.

11) Damman K, et al：Terminology and definition of changes renal function in heart failure. Eur Heart J. 2014；35(48)：3413-6.

12) Roversi S, et al：Chronic Obstructive Pulmonary Disease and Cardiac Diseases. An Urgent Need for Integrated Care. Am J Respir Crit Care Med. 2016；194(11)：1319-36.

13) Pieske B, et al：How to diagnose heart failure with preserved ejection fraction：the HFA-PEFF diagnostic algorithm： a consensus recommendation from the Heart Failure Association (HFA) of the European Society of Cardiology (ESC). Eur J Heart Fail. 2020；22(3)：391-412.

14) Kagami K, et al：Incremental diagnostic value of post-exercise lung congestion in heart failure with preserved ejection fraction. Eur Heart J Cardiovasc Imaging. 2023；24(5)：553-61.

第6章

心×肺エコーによる心不全管理
実践編（その他）

第6章　心×肺エコーによる心不全管理 実践編（その他）

6-1：急性冠症候群と心不全

～ ACSに合併する心不全 ～

　急性冠症候群（acute coronary syndrome：ACS）に心不全が合併すると，生命予後に大きな影響を及ぼします。ACSの約3分の1に心不全が発症し，これが全体の死亡リスクを高める要因となっています[1, 2]。心不全の現れ方には幅広いスペクトラムがあり，軽度の肺うっ血から重度の肺水腫，さらには心原性ショックに至るまで様々です。これらは，ACSの発症直後から入院中はもちろんのこと，退院後の遠隔期にまでつきまとってくる問題です。

　ACSに合併する心不全のリスク層別化には，Killip分類が有名です[3]。表1のように，古典的できわめてシンプルな心不全のグレード分類ですが，Killip分類は予後情報を提供し，GRACE scoreやTIMI scoreなどの確立されたリスクスコアの一部として採用されています。ただ，このKillip分類を改めて見直すと，その分類が比較的大まかであることがわかります。このあたりは，まさに肺エコーが得意とする分野で，ブラッシュアップできる可能性をもった部分ではないかと考えます。

　ここではACSにおける肺エコーの役割とその付加的価値を，入院中および長期的な転帰に対する予後的意義に焦点をあて，述べたいと思います。

表1　Killip分類（身体所見に基づいた重症度分類）

クラスⅠ	ポンプ失調なし	肺野にラ音なく，Ⅲ音を聴取しない
クラスⅡ	軽度～中等度の心不全	全肺野の50％未満の範囲でラ音を聴取またはⅢ音を聴取する
クラスⅢ	重症心不全，肺水腫	全肺野の50％以上の範囲でラ音を聴取する
クラスⅣ	心原性ショック	血圧90mmHg未満，尿量減少，チアノーゼ，冷たく湿った皮膚，意識障害を伴う

（文献3より作表）

～ ACS患者のリスク評価に肺エコーは有用か？ ～

　まず，ACSで来院した患者が，入院中に心不全を発症するリスクについて考えます。この点に関して，肺エコーを用いた検討はこれまでに2編の報告があります。1つは2019年，中国からの報告です[4]。対象は，入院時にKillip分類クラスⅡ以下の前壁領域のST上昇型心筋梗塞（ST-elevation myocardial infarction：STEMI）患者96例で，経皮的冠動脈形成術

(percutaneous coronary intervention：PCI) 後5時間以内に肺エコーによる28領域の B-line 評価が行われました。その結果，B-lineの数が多いほど，入院中の重症心不全 (Killip 分類クラスⅢ以上) を発症するリスクが高いことが示されました。28領域で評価された B-line の カットオフは18本以上で，感度94.8％，特異度94.7％という高い精度で予測しえたとされて います。もう1つは，2021年に8領域で検討された報告です[5]。この研究では，STEMIおよび 非ST上昇型心筋梗塞 (non-ST-elevation myocardial infarction：NSTEMI) の患者を対象に， 入院時に肺エコーによる8領域の評価が行われました。結果，B-line 5本以上は，入院中の心不 全 (Killip分類クラスⅡ以上) の発症を感度88％，特異度81％で予測することができたと報告さ れています。

　さらに，STEMI患者の院内死亡率を検討した報告では，PCI直前に行われた8領域の観察で， いずれの領域にもB-line positive (3本以上/領域) がなければ，院内死亡率の陰性的中率98％ と非常に高い精度を示しました[6]。この報告では，従来のKillip分類に肺エコー評価を加えるこ とで，より精度高く院内死亡率を予測できたと結論づけています。実際のところ，ACSの患者 は時間との闘いです。可能な限り簡潔でシンプルな評価法が求められます。そのため，急性期に おいてはB-lineの本数を詳細にカウントするよりも，positiveな領域があるかどうかをパッと 判断し，リスク評価につなげる方法が有効だと考えます。

　では，退院後の長期予後との関連についてはどうでしょうか。これまでに3編の研究報告があ り，いずれも肺エコーの付加価値を支持する結果が示されています[4, 7, 8]。STEMI，NSTEMI いずれの場合も，入院時のB-lineの本数が多いほど，退院後の心不全入院や全死亡といった複 合エンドポイントの独立した予測因子となり，さらにGRACEおよびTIMIリスクスコアに付加 的な予後予測価値を与えることが示されました。肺エコーがACSのリスク評価にも有効である ことは，本書を執筆する立場として非常に喜ばしいことです。しかし一方で，入院時の評価をも とに退院後の長期予後を予測することに，どれほどの意義があるのかという疑問も残ります。

　心不全のリスク評価は，退院時の残存うっ血を確認することが本来の考え方です。確かに， ACS発症時のインパクトや重症度が肺うっ血という形で表現され，それが長期予後のリスクを 反映しているという解釈も理解はできます。しかし，長期予後に関しては退院時に評価するほう がより適切でしょう。このあたりに関しては，今後さらに検討が必要だと考えます。

　ACSの現場において，肺エコーが新たなリスク評価のマーカーになりうる可能性があること は確かです。ただ，長期予後の話にまで広げてしまうと，せっかくの肺エコーの利点がぼやけて しまうように感じます。ACSの山場は急性期です。早期のリスク層別化が重要であり，心不全 治療の積極的介入や集中的モニタリングの必要性の判断など，急性期治療方針の決定に役立つ ツールとして強調したいと思います。

ぱっと判断して　　　　　　　素早いリスク層別化！

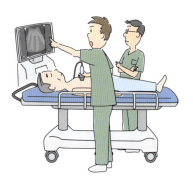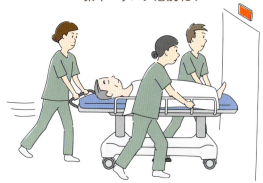

まとめ

- ✓ ACS患者の入院時肺エコー評価により，入院中の心不全発症や院内死亡，さらには退院後の予後予測といったリスク層別化を早期に行うことが可能である。
- ✓ ACSは時間との勝負，カウントよりもスコアリングが簡便でよい。
- ✓ PCI直前の8領域の観察でB-line 3本以上の領域がどこにもなければ，院内死亡率の陰性的中率は98％とされている。

6-2：ショック・低灌流

～ なぜ「ショック・低灌流」に肺エコー？ ～

　肺エコーの強みは，肺うっ血を精度よく検出することです。いわゆる"溢水状態"の同定です。そのため，「ショック・低灌流」の場面ではあまり活躍しないのでは，と思いがちですが，実はそうではありません。逆説的ですが，肺エコーを行うことで「肺うっ血がない」ことを，自信持って言えることも大きな強みです。特に，ショックや低灌流状態で輸液負荷が必要な際，「肺うっ血がない」ことを自信持って判断できるのは，とても心強いものです。さらに，輸液負荷開始後も肺エコーで継続的にモニタリングすることで，輸液負荷の適切なエンドポイントを見きわめ，どのあたりで中止すべきか，または危険領域に達してないかを判断するサポートにもなるはずです。

～ FALLS protocol ～

　肺エコーのパイオニアであるLitchensteinらによって，「ショック・低灌流」を迅速に対応するためのアルゴリズム，FALLS (fluid administration limited by lung sonography) protocolが考案されました[9]。

　FALLS protocolの考え方は，Weilのショック分類に基づいています[10]。図1[9]に示すような，心エコーと肺エコーを組み合わせたアプローチです。肺エコーで肺うっ血を確認し，fluid challengeによって血行動態の変化を評価するなど，実際の臨床に即した点が特徴になります。FALLS protocolでは，まず心エコーです。心タンポナーデの有無を心エコーで確認することから始まり，ついで右室の拡大をチェックして肺塞栓の鑑別を行います。その後，前胸部の肺エコーで気胸の有無を確認し，閉塞性ショックを鑑別します。これらの手順は，より迅速な診断が求められ，かつ特異的な対応が必要となる疾患を優先して鑑別・除外することを目的としたコンセプトです。

　閉塞性ショックが否定され，肺エコーが"B profile"を示す場合（両側の前胸部で得られた肺エコー所見がB-line有意であるパターン），ショックと肺水腫が併存していることを示し，通常は心原性ショックが疑われます。一方で，閉塞性ショックが否定され，肺エコーが"A profile"を示す場合（両側の前胸部で得られた肺エコー所見がA-line有意であるパターン），循環血漿量減少性ショックか血液分布異常性ショックに絞られます。循環血漿量減少性ショックは，補液負荷のみで速やかに循環動態の改善が期待されるのに対して，血液分布異常性ショックでは，血流の適切な分布調節ができていないため，輸液に加えて昇圧薬による治療が必要となる場合があり

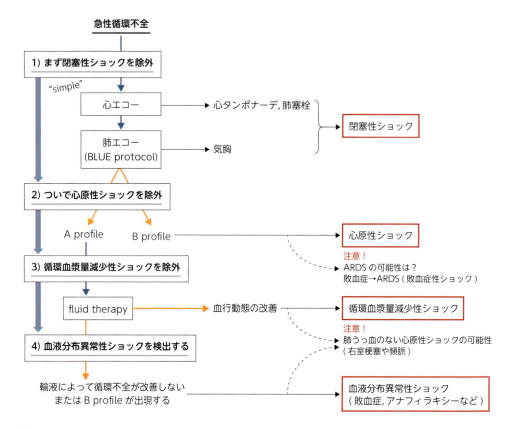

図1 FALLS protocol　　　　　　　　　　　　　　　　　　　　　　（文献9より引用改変）

ます。そして，これらの区別を助けるために，fluid challengeを行います。彼らが以前に報告した「"A profile"は肺動脈楔入圧18mmHg以下と強く関連する」という根拠に基づいて，fluid challengeを行い，臨床的に血行動態の改善の有無を評価することで両者を鑑別します[11]。fluid challengeの結果，循環不全が改善し，"A-profile"に変化が見られない場合，循環血漿量減少性ショックと判断する根拠となります。そして，最後に残るのが血液分布異常性ショックです。fluid challengeで血行動態の改善が見られない血液分布異常性ショック（敗血症，アナフィラキシーショック，神経原性ショックなど）の場合，大量の補液が必要になります。この際，肺エコーを用いることで肺水腫の出現や肺動脈楔入圧の上昇を推定できるため，輸液負荷を中止する判断にも有用です。

〜 FALLS protocolの弱点を押さえて活用する 〜

FALLS protocolには2つの欠点があると考えます。1つ目は，B-lineが必ずしも肺うっ血を意味するとは限らない点です。このprotocolでは，B-lineがあれば（肺水腫が併存した）心原性ショックと見なされますが，実際には急性呼吸促迫症候群（acute respiratory distress

表2 肺エコー所見によるうっ血性心不全とARDSの感度・特異度の違い

肺エコー所見	感度		特異度	
	ARDS／ALI	うっ血性心不全	ARDS／ALI	うっ血性心不全
B-line	100%	100%	0%	0%
胸膜異常	100%	25%	45%	0%
Lung slidingの消失	100%	0%	100%	0%
"Spared areas"	100%	0%	100%	0%
Consolidation	83.3%	0%	100%	0%
胸水	66.6%	95%	5%	33.3%

ARDS: acute respiratory distress syndrome, 急性呼吸窮迫症候群
ALI：acute lung injury, 急性肺障害

(文献12より引用改変)

syndrome：ARDS）によるdiffuse B-lineである可能性も想定できます。特に，ARDSの原因として敗血症は決して稀ではなく，ゆえに敗血症性ショックの可能性も考慮すべきです。この点は，FALLS protocolの最大の弱点と言えるでしょう。実際，臨床的にも両者の区別が非常に難しいケースは見受けられますし，さらに，両者が混在する場合があっても不思議ではありません。

　この点を押さえた上で，心×肺エコーではどう対応するか。まず，肺エコーの観点からは，B-lineの見え方の違いをもとに両者を鑑別する方法があります（**表2**）[12]。ただし，この方法だけで診断を確実にするには，とても心許ないと感じます。**表2**[12]に提示されている鑑別ポイントは病態生理として理にかなっていますが，実際には心不全でも胸膜不整が目立っているなと感じるとことはしばしば経験します。そのため，鑑別には心エコーを最大限活用すべきです。ARDSの診断基準のひとつに「左房圧の上昇がないこと」が含まれますので，心エコーを駆使して「左房圧の上昇がない」こと，あるいは「心原性である」ことを説明できる所見を拾い上げることに注力すべきです。左房圧ということであれば，E/AやE/e'，TRPG，左房の大きさなどが該当します。また，心原性を示唆する所見には，左室の壁運動障害，大動脈弁狭窄症や僧帽弁狭窄症などの弁膜症の有無を確認することが必要です。

　2点目は，肺うっ血のない心原性ショックも存在するという点です。protocolでは，"B profile"，すなわち肺うっ血が確認された場合に心原性ショックとして分類されますが，実際には左房圧が上昇しない心原性ショックも存在します。たとえば，右室梗塞がその一例です。この場合，左房圧の上昇は見られず，右房圧が上昇します。そのため，protocol上は"A profile"に該当しますので，初期対応として輸液負荷を行うことは間違っていません。ただ，診断は右室梗塞であり，冠動脈造影による確認とインターベンションの対象になる可能性があるため，ここで診断を決め打ちしてしまうのは問題です。また，急性の頻脈性不整脈によるショックバイタルのケースも考えられます。心予備能が低下している場合や脱水が背景にある場合，頻脈により血圧は低下し，急性の経過であれば肺うっ血がまだ出現していない可能性も想定できます。

FALLS protocolは，ショックのような混乱しやすい状況でも有効に活用できるよう，体系的な手順の確立を試みた点に大きな意義があると思います。なにより，心エコーと肺エコーを駆使して解決しようという心意気には，個人的に大いに共感します。しかし一方で，エコーのみですべてを解決しようとする発想には限界があることも，心にとどめておかなければなりません。つい自分の得意分野に頼りたくなるものですが，利用可能なツールを駆使し，柔軟に対応することを心がけましょう。

まとめ

✓ ショック・低灌流の鑑別には，心×肺エコーをフル活用したFALLS protocolが役に立つ。

✓ FALLS protocolで心原性ショックが疑われる場合でも，ARDSの可能性は残しておく。

✓ 肺うっ血を伴う心原性ショック（B-line ＋）と，右室梗塞や頻脈性不整脈のように肺うっ血を伴わない心原性ショック（B-line －）が存在することに注意。

第**6**章　心×肺エコーによる心不全管理 実践編（その他）

6-3：急性腎障害（AKI）／急性腎不全

〜 急性腎障害における輸液負荷のジレンマ 〜

　急性腎障害（acute kidney injury：AKI）の患者が来たら，皆さんはどのように対応します
か？「まず腎後性を除外し，輸液負荷を行う」という流れでしょうか。次のようなケースもあ
るかもしれません。「3リットルの輸液を行ったものの尿が出ない，SpO_2も90％台前半に低下
してきている，さらに輸液をするべきだろうか」。あるいは，別の状況として，「もともと心機
能が悪い患者が今回下痢を起こし，クレアチニン（Cr）値が1mg／dL台から3mg／dL台に悪化
した。脱水によるものと考え輸液負荷をしたいが，肺うっ血が進行して呼吸状態が悪化しない
だろうか」といったケースです。こうした悩みは，誰もが一度は経験したことがあるはずです。
これまでの考え方では，輸液負荷が必要とされる患者を特定することに重点が置かれ，輸液負
荷に対する反応性や忍容性についてはあまり論じられてきませんでした。確かに，輸液負荷で
尿が出なければ持続的血液濾過透析（continuous hemodiafiltration：CHDF），呼吸状態が
悪化すれば挿管して人工呼吸器管理といった治療のアップグレードで対応することは可能です。
しかし，近年の研究では，この過剰輸液による体液過剰と重症患者の死亡率が相関することが
多くの論文で明らかにされています[13, 14]。また，過剰な輸液が体循環にうっ血を引き起こし，
腎うっ血を助長することで，もともとの体液不足による腎障害の病態をさらに複雑化させるケー
スも少なくありません。輸液反応性，すなわち輸液負荷によって尿量や血圧が改善するかどう
かを評価することも重要ですが，加えて輸液忍容性（fluid tolerance）を確認し，過剰輸液によ
る臓器障害のリスクも見きわめる必要があります。

〜 輸液反応性を見積もり，輸液忍容性を考える 〜

　腎前性のAKIが疑われる患者に対して，「心×肺エコー」はどのような付加的情報・価値を提
供できるのか考えます（**図2**）。もちろん，病歴や身体診察，血液検査など他の指標を参考にし
ながら総合的に判断することが前提です。
　まず，輸液反応性について考えてみましょう。「輸液反応性がある」とは，**輸液負荷によって
1回拍出量（stroke volume：SV）が効果的に増加する状態**を指します[15]。フランク・スターリ
ングの曲線で考えると，理解しやすいでしょう（**図3**）。輸液によって前負荷が増大し，心筋が
進展して収縮力が増すことで，1回拍出量が増加するというわけです。曲線の左側に位置するほ
ど輸液反応性は良く，右にシフトするほど傾きが緩やかになり，輸液反応性は悪くなることが

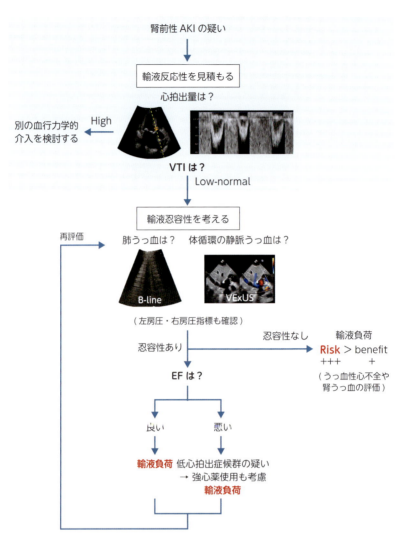

図2 急性腎障害へのアプローチ

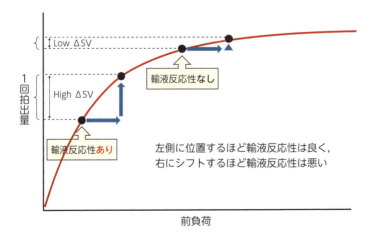

図3 輸液による循環血漿量増加と1回拍出量の関係

感覚的に理解できるかと思います。では、どのような患者が輸液反応性が良いのかを、ある程度見通しを立てておきたいものです。というのも、AKIに限らず、ICUに入室するような重症患者では、輸液反応性を示す患者の割合は意外と少なく、全体の約50%程度にとどまるとも言われています[16]。さらに、過剰輸液による体液過剰は、重症患者において臓器障害や死亡率の増加と関連することがわかっているわけですから、輸液反応性をある程度事前に見積もった上で治療戦略を立てることが望ましいでしょう。その際、一番わかりやすい指標となるのが、SVです。フランク・スターリング曲線の左側に位置するほど、すなわちSVが小さいほど、輸液反応性が期待できることがわかります。

　ということで、左室流出路の時間速度積分値（velocity time integral：VTI）を計測しましょう。本来であれば、弁輪径を計測し、そこからSVを算出するのが正式なアプローチですが、弁輪径の計測に内在する誤差が心配です。もし、心拍数の変動がそこまで大きくなく、短期間での変化を見る状況であれば、弁輪径の計測を省略したVTIのみで勝負するほうが、簡便で再現性がよく、エコーに不慣れな方でも扱いやすいパラメータになると思います。VTI単独の正常値を設定するのは基本的に無理がありますが、ICUに入るような重症患者という状況に限定した海外からの報告を参考にすると、およそVTI 16〜18cm（心拍数 55〜95bpm）がひとつの目安になるかもしれません[17]。ただ、海外からの報告ですので、体格差は考慮したほうがよいでしょう。筆者の考えにはなりますが、およその体表面積の違いを考慮すると、日本人では左室流出路のVTI 14〜16cmあたりをひとつの目安にしてもよいかもしれません。重症患者におけるエコー指標が、輸液反応性を予測できるかを検討した報告によれば、輸液負荷前のVTIおよび内頸静脈指標（呼吸性変動率と体位変化による変動率）が、反応性を予測する有用な指標として示されています[18]。この検討では、VTI 18cmをカットオフ値として、感度75%、特異度70%で輸液反応性を予測できたとされています。

　さて、腎前性を疑い、VTIも低そうだとなれば輸液負荷を考えるわけですが、その前に輸液忍容性もさっと見積もりましょう。ポイントは、"肺うっ血"と"体循環の静脈うっ血"です。まずは肺エコーでB-lineの有無を確認しましょう。B-lineがまったく検出されなければ、輸液負荷の判断を優しく後押ししてくれます。一方、B-lineが認められる場合は、要注意です。現状どれくらい崖っぷちにいるのか、現時点での追い詰められた状況を、客観的に示す指標として提示してくれるはずです。

　また、体循環の静脈うっ血評価も大事です。静脈うっ血が高度になると、右房圧の増加が末梢臓器に伝播し、肝うっ血や腎うっ血といった臓器障害を引き起こす可能性があります。この右房圧上昇による腹部臓器への影響（重症度）は、エコーのドプラ波形を用いて評価することができます。具体的には、下大静脈に始まり、肝静脈、門脈、腎静脈とドプラ波形パターンを確認することでリスク層別が可能になります。この体循環の静脈うっ血評価については、7章で詳しく取り上げたいと思います。

● 症 例

● 補液負荷しますか？ 積極的に利尿かけますか？

　52歳の男性。170cm，85kgと肥満があるほか，特記すべき既往歴はありません。2週間前に感冒症状を自覚し，市販の感冒薬で様子をみていました。発熱や上気道症状は軽快してきたものの，食思不振と下痢が続くため近隣のクリニックを受診，整腸薬が処方され，療養と後日フォローを指示されその日は帰宅となっています。しかし，その後も症状は改善せず，倦怠感も増強してきたため再度近医を受診，血液検査ではCr 3.8mg/dLと上昇し，症状も悪化傾向にあったため，脱水による急性腎障害が疑われ，基幹病院の救急外来へ紹介受診となりました。

　来院時のバイタル所見は以下の通りです。血圧 92/70mmHg，心拍数 106bpm，整，SpO₂ 96%(room air)，体温 36.5度，四肢に冷感あり。血圧は低めで脈圧も小さく，頻脈傾向なのが気になります。脱水による所見かと考えつつ，まずは初療室でエコーによるスクリーニングを行いました。肥満の影響もあって十分な描出が難しかったものの，図4，5 に示すエコー所見が得られました。この結果をどのように解釈しますか？

A Visual EFとVTI

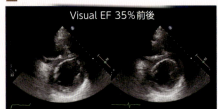
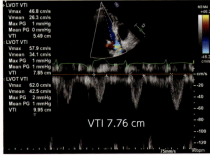

B 下大静脈

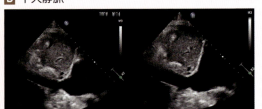

短径 19 mm
長径 24 mm

短径/長径比＝0.79

C 肝静脈ドプラ

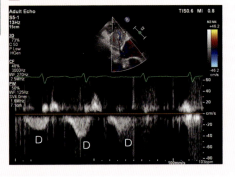

図4　症例の心エコー

心エコーでは，目視でEFは35％前後と低下し，VTIも低値であることから低心拍出の可能性を疑います（**図4A**）。輸液反応性が期待できそうなわけですが，輸液忍容性についてはどうでしょうか。肺うっ血と体循環の静脈うっ血，そして血行動態的うっ血を評価していくわけですが，左房圧に関する情報は残念ながら十分に得られませんでした。肥満や痩せ体型では，描出が難しい場合があり，無理にパラメータ取得に固執する必要はありません。救急の場面でエコー検査にそこまで時間をかけるわけにもいきませんし，ましてや慌てて取得したパラメータの正確性は悪いことが多いです。こういうときのためにも，臨機応変に使えるパラメータの手持ちは，たくさん持っておくことが大事です。下大静脈は，径こそ21mmを上回っていませんが，呼吸性変動に乏しく，短軸断面ではほぼ正円に近い形状を示していますので，右房圧は上昇していると考えてよいでしょう（**図4B**）。また，肝静脈ドプラ波形

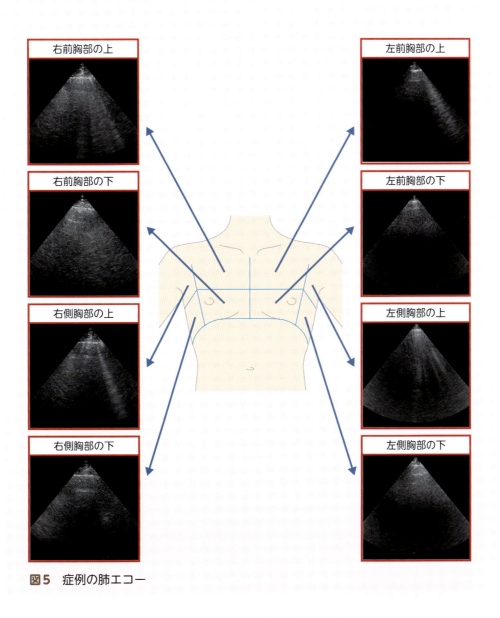

図5 症例の肺エコー

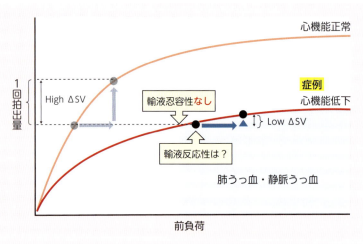

図6 心機能が低下しているときの輸液反応性と輸液忍容性

も収縮期の順行性フローが低下しており，右房圧上昇を支持しています（**図4C**）。肝静脈ドプラも，全例で取得する必要はないと考えます。実際，そもそも肝静脈が拡張していないとパルスドプラを取得するのは難しいですし，心電図波形がないと波形の識別も困難です。今回のように，脱水なのかうっ血なのか悩ましいケースでは，情報が多ければ判断に自信が持てますので，可能であれば肝静脈波形をさっと確認しておく使い方はお勧めです。肺エコーでは，両側の上肺野を中心にmultiple B-lineを認め，肺うっ血の存在を疑います（**図5**）。ARDSによるB-lineの可能性も鑑別に挙がりますが，今回は左室収縮不全がしっかり背景にありますので，まずは肺うっ血を主軸に病態を考えていくのが適切と考えます。VTIは低値で輸液反応性が期待できそうでしたが，右房圧が高く（体循環の静脈うっ血），複数のB-line所見から肺うっ血もしっかりと認めるので，輸液忍容性を許容するには厳しいかもしれません（**図6**）。

　まとめると次のようになります。左室収縮不全による低心拍出，それによる肺うっ血と右房圧の上昇を認め，うっ血性心不全の存在を考えます。腎障害は，心不全による低灌流と腎うっ血の可能性が考えられるため，初期治療としては補液ではなく，利尿薬を中心とした心不全治療が妥当と考えます。

　ということで，強心薬を併用しつつ利尿薬治療を開始しました。最初の24時間で尿量は3リットルを超え，血清乳酸値は正常化し，四肢は温かくなりました。Crも利尿がつくとともに改善の傾向がみられました。既往のない感冒契機の心機能低下であったため，心筋炎を強く疑い，入院10日後に心臓MRIを撮影しました。この結果，心筋炎の診断に一致する心筋浮腫と非虚血性心筋損傷を確認した症例でした。

まとめ

✓ 近年の報告から，過剰輸液と重症患者の死亡率が相関することが明らかとなった。AKIでは輸液反応性と輸液忍容性 (fluid tolerance) を確認し，過剰輸液による臓器障害のリスクを見きわめる。

✓ エコーで輸液反応性を見積もる一番簡単な方法はVTIをみること。VTIが小さいほど輸液反応性を期待できる。

✓ 輸液忍容性は，"肺うっ血"と"体循環の静脈うっ血"の程度から推測する。

6-4：透析

〜 透析と肺エコーは相性がいい 〜

　透析と肺エコーの組み合わせは，ここ数年，（肺エコー界隈で）盛り上がっているジャンルのように思います。肺エコーで肺うっ血を鋭敏に検出できると知った臨床医が，次に目をつけるのが透析患者のドライウェイト（dry weight：DW）管理になるのは必然です。日々の透析業務で，まず直面するのが「今日のDWどうしますか？」問題ではないでしょうか？　今のところ，この問いに正確に答えるのは難しいのが実情です。経験やさじ加減といった要素も絡んでくる部分があるのでしょう。

　DWの管理について，ガイドライン[19]には目安となる記載がありますので，以下に紹介します。

　DWは，『体液量が適正であり透析中の過度の血圧低下を生ずることなく，かつ長期的にも心血管系への負担が少ない体重』と定義され，一般的に採用されているDW設定の指標としては以下の項目が用いられています。

　①透析中の著明な血圧低下がない

　②高血圧がない（おおむね週初めの透析開始時で140/90mmHg程度）

　③浮腫がない

　④胸部X線にて肺うっ血がない

　⑤心胸郭比が50％以下（女性では53％以下）

　透析に普段あまり関わりがない方には，ピンとこないかもしれません。DWは透析終了時の目標体重を指し，体内の水分量が適正な状態を意味します。この設定が合っていないと，透析間隔が2日空いた夜中に救急車で搬送されてきて，肺うっ血による呼吸困難から緊急透析なんてことになってしまいます。そのため，透析終了時はもちろん，透析開始前でも肺うっ血が残っていない状態のDWが理想です。言うのは簡単ですが，症状のない肺うっ血，いわゆる潜在的な肺うっ血の検出が難しいことは，心不全管理における残存うっ血の検出で述べた通りです（第2章3，第4章4参照）。そもそも，X線を透析前や透析後に頻回に撮るのも現実的ではありません。そこで，肺エコーが有用ではないか，と考えるわけです。

〜 透析患者に多い無症候性肺うっ血 〜

　B-lineは透析前後でダイナミックに変化します（図7）[20]。心不全の超急性期においても，治療に反応した患者では数時間と経たずにB-lineが減少することを第4章2で述べましたが，同様

の変化は透析患者にも起こりえるというわけです[20]。

そして，透析前の患者に肺エコーをあててみると，症状や浮腫などの体液過多の徴候がなくともB-lineを検出できる，そんなケースはよく経験します。2010年，Mallamaciらは75人の透析患者を対象に，体液貯留の検出を目的とした肺エコーの最初の研究報告を行いました[20]。この研究では，透析前の患者の63％に中等度以上（28領域の観察でB-line 14本以上）の肺うっ血が認められ，その大部分は完全に無症状であったとされています。また，透析後でも31％に体液過多が持続していました。さらに，2016年の別の報告では，心血管リスクの高い透析患者79人を対象とした透析前の肺エコー評価で，27％に

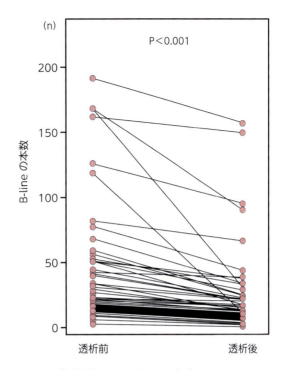

図7　透析前後でのB-lineの変化

（文献20より引用改変）

中等度以上の肺うっ血（28領域の観察でB-line 15本以上）を確認したと報告されています[21]。対象とする母集団の特徴によって，透析前の肺うっ血が存在する割合は異なるものの，少なからぬ割合で潜在的なうっ血を抱えた状態でいることがわかります。また，この研究では，聴診（crackle）や浮腫といった臨床評価では，肺エコーが検出する肺うっ血を正確に捉えることが難しいことも明らかになりました（図8）[21]。

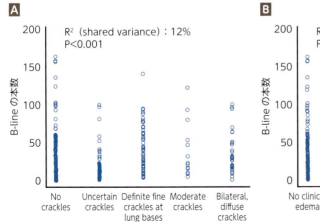
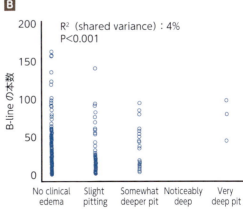

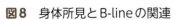
図8　身体所見とB-lineの関連
B-lineとうっ血に関する臨床所見との相関は乏しい

（文献21より引用改変）

〜 肺エコーガイドのDW管理はどうか？ 〜

　肺エコーガイドのDW管理を考える上で，まずB-lineと透析患者の予後との関連を確認しておく必要があります。透析患者を対象に，肺エコーによるうっ血評価と予後との関連を調べた研究は，これまでに3編の報告があります[22〜24]。

　いずれの研究も，B-lineの本数がその後の死亡を含む心血管イベントと強く関連することを示していました（**表3**）[22〜24]。これらの研究では，肺エコーの観察領域はすべて28領域で行われており，残念ながら8領域に代用しうるカットオフ値を提示することはできませんが，全体の傾向として，比較的重度の残存うっ血が予後との関連を示す結果になっているようです。つまり，透析患者では，残存うっ血を許容できる範囲が，心不全患者と比較して広い可能性を示唆しています。この点は，心不全における残存うっ血への対応とは少し異なるアプローチが必要かもしれません。

　では，肺エコーガイドによるDW管理はどうでしょうか。本書執筆時点で，透析患者に対する肺エコーを用いた介入研究として2編のランダム化比較試験（randomized controlled trial：RCT）が報告されていますが，いずれも肺エコー介入の優位性を示すには至っていません。非常に残念な結果ではありますが，その背景について深掘りしてみましょう。

表3　透析患者を対象とした肺エコーによるうっ血評価と予後との関連を調べた研究

Study	コホート (n)	デザイン	領域	（透析前）B-lineの分布	全死亡または心血管イベント
Zoccali, et al. (2013年)[22]	透析患者 (392)	Prospective cohort （中央値 2.1年）	28	<15本：41% 15〜60本：45% >60本：14%	**全死亡：** （B-line > 60本） HR 4.20，95%CI：2.45-7.23 **心血管イベント：** HR 3.20，95%CI：1.75-5.88
Siriopol, et al. (2013年)[23]	透析患者 (96)	Prospective cohort （中央値 1.1年）	28	<16本：67% 16〜30本：20% >30本：13%	**全死亡：** （B-line > 30本） HR 5.03，95%CI：1.5-16.5
Saad, et al. (2018年)[24]	透析患者 (81)	Prospective cohort （中央値 1.19年）	28	<16本：47% 16〜60本：19% >60本：4%	**全死亡：** （B-line 16〜60本） HR 2.98，p=0.025 **全死亡：** （B-line > 60本） HR 7.98，p=0.013

HR：hazard ratio, ハザード比
CI: confidenc interval, 信頼区間

（文献22〜24より作成）

最初に報告されたのは2016年のBUST試験で，これは250人の透析患者を対象に，肺エコーと生体インピーダンス法を併用した積極治療群と，臨床判断でDWを評価する標準治療群に無作為に割りつけた介入試験です[25]。観察領域は28領域で，B-lineが15本以上でDWを下げるというのが基本プロトコールです。生体インピーダンス法はすべてのケースで行われるわけではなく，血管内脱水が臨床的に疑われる状況で，B-lineが15本未満の場合に実施され，DWを上げるか維持するかを判断するために使用されています。中央値21.3カ月の追跡調査の結果，積極治療群と標準治療群で全死亡率〔HR＝1.02，95％信頼区間（confidence interval：CI）：0.53-1.96〕や心血管イベント（HR＝0.89，95％CI：0.49-1.59）の減少に有意な差は認められませんでした。これはこれとして事実を受け止めるべきですが，ひとつ気になる点として，対象の年齢層が比較的若く（59歳 vs. 65歳），またNYHA class IおよびIIの軽症心不全に限られていたことが挙げられます。そのため，そもそものB-lineの本数が少なく（中央値 7本），15本以上の肺うっ血が認められた患者は全体の15％（19例）にすぎません。このような状況では，介入が必要な患者の絶対数が少なく，優位性を比較するには統計的に検出力が不十分だった可能性が考えられます。また，前述したように，透析患者では肺うっ血を許容できる範囲が広い可能性があり，軽症心不全の段階では介入しても予後に影響を与えるインパクトは小さいかもしれません。

　そこで，より重症心不全（NYHA class IIIおよびIV）患者を対象としたのが，2021年のLUST試験です[26]。これは18施設が参加した国際的なRCTで，肺エコーガイド下治療が主要評価項目（全死亡，非致死的心筋梗塞，および心不全増悪）に与える影響を，標準治療と比較したものです。肺エコーガイドの方法はBUST試験[25]とほぼ同様で，B-lineが15本未満になるようDWを調整する手法がとられました。追跡期間の中央値は1.49年で，367例が無作為に割り付けられましたが，主要評価項目においては，肺エコーガイド下治療群と標準治療群の間に有意な差は認められませんでした（HR＝0.88，95％CI：0.63-1.24）。一方で，副次評価項目において興

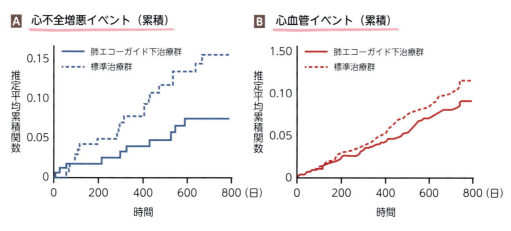

図9 LUST試験（透析患者に対する肺エコーを用いた介入研究） （文献26より引用改変）

味深い結果が得られています。心不全増悪に関しては，肺エコーガイド下治療群で有意に減少することが示されました（HR＝0.37，95％CI：0.15-0.93）（**図9**）。肺エコーガイド下治療が，特定のアウトカムに対しては効果を発揮する可能性を示唆していますが，あくまで副次評価であるため慎重な解釈が必要です。ただ，肺エコーが万能ではないことを自戒しつつも，これはこれで非常に合理的な結果だと思っています。透析患者が抱える複合的な問題すべてを，肺エコーだけで予測するのは無理がありますが，肺エコーがターゲットとする肺うっ血の管理，そして心不全増悪のリスク低下において結果が出たことは，納得のいく成果ではないでしょうか。

まとめ

✓ 透析前の患者には，少なからぬ割合で無症候の潜在的肺うっ血が存在している。

✓ 透析前のB-lineが多いことは，全死亡や心血管イベントと強く関連している。心不全とは異なり，比較的重度の肺うっ血が予後との関連を示しており，許容できる残存うっ血の範囲が広い可能性がある。

✓ 肺エコーを用いたDW管理は，ハイリスク心不全患者の心不全増悪リスクの低減にフォーカスして行うのが効果的である。

第5章 文献

1) Bahit MC, et al：Post-Myocardial Infarction Heart Failure.JACC Heart Fail. 2018;6(3):179-86.

2) Steg PG, et al：Determinants and prognostic impact of heart failure complicating acute coronary syndromes: observations from the Global Registry of Acute Coronary Events (GRACE). Circulation. 2004;109(4):494-9.

3) Killip T 3rd, et al：Treatment of myocardial infarction in a coronary care unit. A two year experience with 250 patients. Am J Cardiol. 1967;20(4):457-64.

4) Ye XJ, et al：B-lines by lung ultrasound predict heart failure in hospitalized patients with acute anterior wall STEMI. Echocardiography. 2019;36(7):1253-62.

5) Parras JI, et al：Lung ultrasound in acute myocardial infarction. Updating Killip & Kimball. Indian Heart J. 2021;73(1):104-8.

6) Araujo GN, et al：Admission Bedside Lung Ultrasound Reclassifies Mortality Prediction in Patients With ST-Segment-Elevation Myocardial Infarction. Circ Cardiovasc Imaging. 2020;13(6):e010269.

7) Bedetti G, et al：Comparison of prognostic value of echographic [corrected] risk score with the Thrombolysis in Myocardial Infarction (TIMI) and Global Registry in Acute Coronary Events (GRACE) risk scores in acute coronary syndrome. Am J Cardiol. 2010;106(12):1709-16.

8) Araujo GN, et al：Comparison of Admission Lung Ultrasound and Left Ventricular End-Diastolic Pressure in Patients Undergoing Primary Percutaneous Coronary Intervention. Circ Cardiovasc Imaging. 2021;14(4):e011641.

9) Lichtenstein D：FALLS-protocol: lung ultrasound in hemodynamic assessment of shock. Heart Lung Vessel. 2013;5(3):142-7.

10) Weil WH, et al：Proposed reclassification of shock states with special reference to distributive defects.Adv Exp Med Biol. 1971;23(0):13-23.

11) Lichtenstein DA, et al：A-lines and B-lines：lung ultrasound as a bedside tool for predicting pulmonary artery occlusion pressure in the critically ill. Chest 2009；136(4)：1014-20.

12) Copetti R, et al：Chest sonography：a useful tool to differentiate acute cardiogenic pulmonary edema from acute respiratory distress syndrome. Cardiovasc Ultrasound. 2008；6：16.

13) Sakr Y, et al：Higher Fluid Balance Increases the Risk of Death From Sepsis：Results From a Large International Audit. Crit Care Med. 2017；45(3)：386-94.

14) Claure-Del Granado R, et al：Fluid overload in the ICU：evaluation and management. BMC Nephrol. 2016；17(1)：109.

15) Monnet X, et al：Prediction of fluid responsiveness：an update. Ann Intensive Care. 2016；6(1)：111.

16) Nimje GR, et al：Assessment of fluid responsiveness after tidal volume challenge in renal transplant recipients：a nonrandomized prospective interventional study. Clin Transplant Res. 2024；38(3)：188-196.

17) Salinas P, et al：Critical Care Echocardiography-A Driven Approach to Undifferentiated Shock. Tex Heart Inst J. 2023；50(5)：e228075.

18) Murthi SB, et al：Ultrasound assessment of volume responsiveness in critically ill surgical patients：Two measurements are better than one. J Trauma Acute Care Surg. 2017；82(3)：505-11.

19) 日本透析医学会：維持血液透析ガイドライン：血液透析処方. 日透析医学会誌. 2013；46(7)：587-632.

20) Mallamaci F, et al：Detection of pulmonary congestion by chest ultrasound in dialysis patients. JACC Cardiovasc Imaging. 2010；3(6)：586-94.

21) Torino C, et al：The Agreement between Auscultation and Lung Ultrasound in Hemodialysis Patients：The LUST Study. Clin J Am Soc Nephrol. 2016；11(11)：2005-11.

22) Zoccali C, et al：Pulmonary congestion predicts cardiac events and mortality in ESRD. J Am Soc Nephrol. 2013；24(4)：639-46.

23) Siriopol D, et al：Predicting mortality in haemodialysis patients：a comparison between lung ultrasonography, bioimpedance data and echocardiography parameters. Nephrol Dial Transplant. 2013；28(11)：2851-9.

24) Saad MM, et al：Relevance of B-Lines on Lung Ultrasound in Volume Overload and Pulmonary Congestion：Clinical Correlations and Outcomes in Patients on Hemodialysis. Cardiorenal Med. 2018；8(2)：83-91.

25) Siriopol D, et al：Dry weight assessment by combined ultrasound and bioimpedance monitoring in low cardiovascular risk hemodialysis patients：a randomized controlled trial. Int Urol Nephrol. 2017；49(1)：143-53.

26) Zoccali C, et al：A randomized multicenter trial on a lung ultrasound-guided treatment strategy in patients on chronic hemodialysis with high cardiovascular risk. Kidney Int. 2021；100(6)：1325-33.

第7章

「心×肺エコー」＋α

第7章 「心×肺エコー」+α

7-1：心臓と周辺臓器から心不全を考える

　「心×肺エコー」と銘打っておきながら，周辺臓器にまで手を出すのは反則では？　とツッコミが入りそうですが，肺エコーだけで判断がつかないときは，やはり周辺臓器から得られる情報が大いに役立ちます。たとえば，下大静脈（inferior vena cava：IVC）は拡張しているけど，右房圧が高いと言うには何かしっくりこない，そんなときです。

　心エコー領域でドプラが取れそうなところは取り尽くしている感がありますが，それでも心エコーによる圧推定には依然として課題が残っています。そうであれば，たとえ心臓以外であっても，少しでも手がかりが得られるものであればすべて活用しようと考えるのは自然な流れです。また，循環を閉鎖回路と仮定するならば，心臓にひずみが生じればどこかに影響が出てくるはずです。つまり，「心臓さん宅」で証拠が不十分であれば，身辺調査も怠りません，というわけです。

　また，心不全を評価する際，心エコー検査が「心臓だけをみて終わり」という時代ではなくなっ

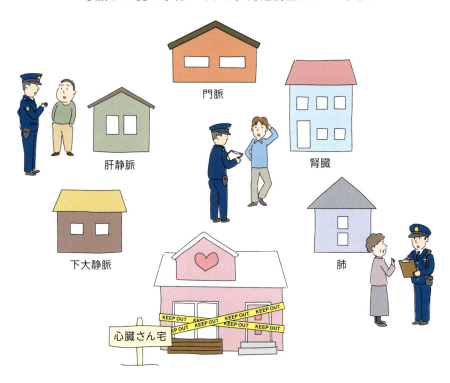

「心臓さん宅」で事件があれば，周辺調査もしっかりと！

てきています。現在でも，IVCや肝静脈の評価は心エコー検査の一環として，違和感なく組み込まれていますが，よく考えるとIVCや肝静脈は心臓そのものではなく，周辺臓器の範疇とも言えます。そう考えると，肺はもちろんのこと，肝臓や腎臓も簡便にパラメータが取得できるのであれば，今後はこれらも心エコー検査の一環として組み込まれていく可能性があるのではないでしょうか。

　周辺臓器として注目されているのは，肺エコーのほかに，肝静脈・門脈，腎静脈で，これらは体うっ血評価の新たなターゲットとして期待されています。まだまだエビデンスの集積はこれからの部分もありますが，撮ること自体はそれほど難しくないため，身につけておいて損はないでしょう。使える武器が多ければ多いほど，診療では有利です。

　ただし，注意すべき点として，TPOに応じて適切に使いわける心構えは必要です。たとえば，急性期か慢性期か，ベッドサイドか検査室か。というのも，息止めをしないとドプラの取得が難しい場合もありますし，心電図がなければドプラ波形の解釈が難しい場合もあるためです。

　少なくとも急性期のような場面では，息止めをしてエコーを撮るのは難しいですし，心電図を毎回つけて検査をするのも現実的ではないことが多いでしょう。その点，門脈フローは比較的，自然呼吸のままでも取得可能で，波形パターンもシンプルなため，心電図なしでもドプラ評価は可能です。もちろん，息止めをしたほうがドプラ所見は簡単かつ綺麗に撮れるため推奨しますが，ここも時と場合に応じて判断です。波形パターンを入院時（増悪期）に確認しておくと，後々の変化を追跡する際に非常に有用ですので，取得に手間取らなさそうであればトライする価値ありです。

　では，治療後の慢性期ではどうでしょうか。体うっ血の状況が気になる場合には，肝静脈・門脈・腎静脈の評価を行うことをお勧めします。ただ，こうした場面でやり玉に挙がるのが，「心エコー検査は撮る項目が多すぎる」という意見です。たしかに，心エコーで求められるパラメータは昔に比べて大幅に増えました。特に右心系の評価はその傾向が強いかもしれません。それに加えて，肺・肝臓・腎臓まで評価しようとなると負担が大きくなりますし，限られた検査時間とのトレードオフ的側面も無視できません。ですので，今のところは「体うっ血の状態が知りたい！」という場合に限って測定するのが現実的かと思います（**図1**）

　次項からは，各論として門脈フローや腎静脈の撮影方法とその解釈について述べたのち，最後にこれらを統合して体うっ血をスコアリングする「VExUS」というアプローチを紹介したいと思います。

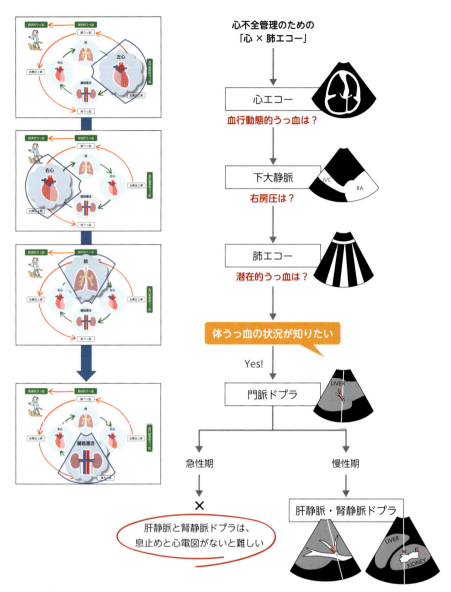

図1 「心肺×エコー＋α」でうっ血アプローチ

> **まとめ**
> - ✓ 周辺臓器もチェック！ 理由は，閉鎖回路のひとつである心臓にひずみが生じれば，その影響は周辺臓器にしわ寄せとして現れてくるはずだから。
> - ✓ 周辺臓器とは，肺エコーのほかに肝静脈・門脈・腎静脈で，これらは体うっ血評価の新たなターゲットとして期待される。
> - ✓ 検査時間との兼ね合いは無視できない。ルーチンの検査項目というよりは，「体うっ血の状態が知りたい！」ときに限定して行うのが現実的かもしれない。

7-2：門脈ドプラの撮り方と見方

～ なぜ門脈？ ～

　「心臓と肺は，まあ，わかるとして，さすがに門脈まで話を広げるのはどうなん……?」という声もあるかと思いますので，門脈について簡単におさらいです（図2）。門脈は，消化器官から集まってきた血液を肝臓に運ぶ大静脈です。肝臓内に入ると類洞と呼ばれる毛細血管網を形成し，栄養素や毒素を含む血液を処理したあと，中心静脈・肝静脈を経て下大静脈（inferior vena cava：IVC）へ流れ，最終的に心臓に還流します。門脈は，類洞という毛細血管を介しますが，IVCと非常に近接しており，体表から観察できる第二の大静脈と言えるかもしれません。そのため，門脈は心臓の影響を比較的受けやすい脈管と言えるでしょう。もし右房やIVCが渋滞すると，肝臓からの血液は還りにくくなりますので，その影響は門脈フローの変化として可視化できるのではないかと考えるわけです。

　「じゃあIVCや肝静脈で十分じゃないか」と思われるかもしれません。門脈の血流を見る最大のメリットは，静脈系のフローをシンプルな形で可視化できる点です。IVCではわからなかったフローの情報を，門脈は提供してくれます。「肝静脈でフローはわかるではないか」と言いたく

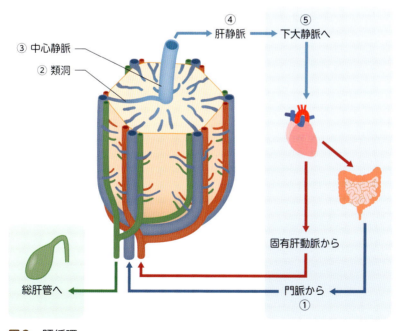

図2　肝循環

なる気持ちもわかりますが，思いのほか肝静脈のドプラ波形の描出は難しく，得られた波形が教科書的な美しいパターンにならないことが多いです。また，肝静脈はある程度の径がないと安定した測定が難しいパラメータではないかと思います。その点，門脈フローの取得はそこまでハードルが高くなく，簡便かつフローパターンの解釈もシンプルです。すべての症例で門脈フローを取得する必要はありませんが，IVCでの判断が難しいときや体うっ血の状況をより詳しく把握しておきたい際に，門脈フローを奥の手として使えれば大きな武器になるはずです。

～ 門脈フローには大きく2つのパターンがある ～

健常者では，門脈は"変動のない連続的なフロー"であるとされています（図3）。一方，体うっ血や右房圧の上昇とともに，「心周期にあわせた脈動性（pulsatility）」が出現し，右心不全の徴候と解釈されています[1]。したがって，波形の解釈は非常にシンプルで，連続性か脈動性かを見わけるだけです。明らかに脈動性であれば，カラードプラだけで脈動が確認できることもあります。脈動性の定量化は，心周期中の最高速度と最低速度の変化率で考えます（図4）。このあたりはIVCの呼吸性変動と同じ感覚で，状況に応じて主観で判断でもよいでしょう。

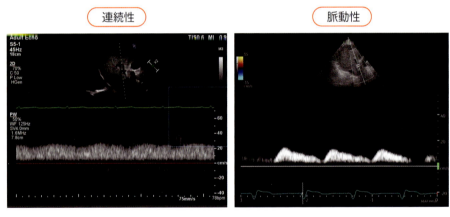

図3 門脈フローのパターンは大きく2つ

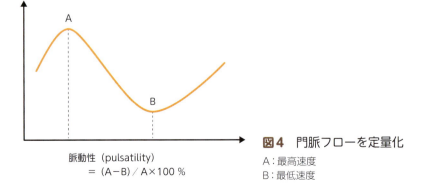

脈動性（pulsatility）
= (A−B) / A×100 %

図4 門脈フローを定量化
A：最高速度
B：最低速度

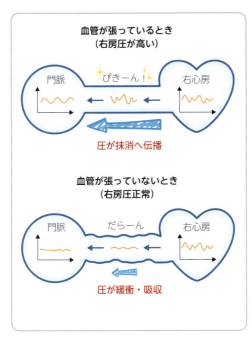 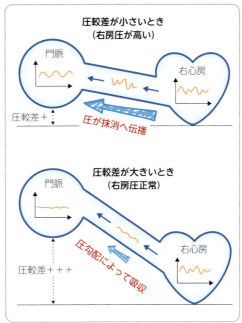

図5 脈動性が形成される理由

　体うっ血や右房圧上昇時に起こる門脈フローの脈動性は，2つの理由で生じると考えられています。1つは，心周期で変化する右房の圧変動が，門脈にそのまま伝わっている可能性です（**図5A**）。つまり，体うっ血による血管トーヌスの上昇が，右房の圧変動を末梢まで伝播させているイメージです。2つ目は，右房圧が高くなることで受動的静脈還流が阻害されている可能性です（**図5B**）。血流に能動的な動きが加わらなければ，圧の高いところから低い方へ（受動的に）流れるはずです。門脈にとっての受け手である右房の圧が高くなると，相対的な圧較差が小さくなるため，血液の流れは低下します。実際，心不全患者とコントロール群で門脈フローを比較した研究では，心不全患者のほうが門脈フローの最低速度は有意に小さく，また心不全治療前後でみると治療後のほうが最低速度は有意に上昇していた結果が示されています[2]。脈動性は，相対的な圧較差が限りなく等しくなることで，心周期に伴う右房の圧変動がダイレクトに反映された結果とも言えます。このように考えると，門脈フローは右房圧の絶対値ではなく，相対的な右房圧上昇を反映しているものであり，言い換えると「門脈から右房への静脈還流のしやすさ」と言うほうが正確かもしれません。

～ 門脈フローと右房圧，予後との関連は？ ～

　門脈フローと右房圧の関連性を検討した報告例は2編あります[3, 4]。両研究とも，右心カテーテル検査を行った心不全患者を対象に，右房圧10mmHg以上と10mmHg未満の二群にわけ，門脈フローで得られたパラメータ（最高流速，最低流速，脈動性）について比較検討されてい

ます。両群間で最も大きな違いを示したのが脈動性で，脈動性40〜50％以上はすべて右房圧10mmHg以上を示す結果でした。ただし，両研究ともIVCがパラメータに含まれておらず，門脈フローのIVCに対する優位性は残念ながら読み取ることはできませんでした。

では，イベントとの関連はどうでしょうか。心臓手術後に発症する急性腎障害（acute kidney injury：AKI）と門脈フローの関連を検討した研究があります[5]。集中治療室に帰室時の脈動性50％以上は，50％未満に比べて約2倍近くAKIリスクを上昇させていることがわかり（Hazard Ratio 2.09，信頼区間 1.11–3.94，p＝0.02），これは同じタイミングで測定された中心静脈圧とは独立したリスク因子でした。つまり，門脈フローの脈動性には，圧情報とは異なる付加的価値があることを示唆しています。

では，心不全患者を対象に予後を検討した報告はどうでしょうか。これに関する研究は多くありませんが，退院前の残存うっ血を門脈フローの観点から評価した研究として，2023年の報告が参考になります[2]。心不全患者56名を対象に，退院前の門脈フローを測定し，脈動性の値によって集団を三分位（＜8％，8〜21％，＞21％）にわけて予後を比較検討しています。結果は，退院時の脈動性が最も高い群（＞21％）が最も予後不良であることがわかりました（図6）[2]。また，この研究では，入院時と退院時の脈動性の変化も検討されており，入院時にしっかりと見られた脈動性も，加療によって軽減または消失する傾向が確認されています。そうした変化の中で，脈動性が少しでも残ってしまうことが退院後の予後に影響を与えるという点は，残存うっ血を考える上で興味深いポイントです。

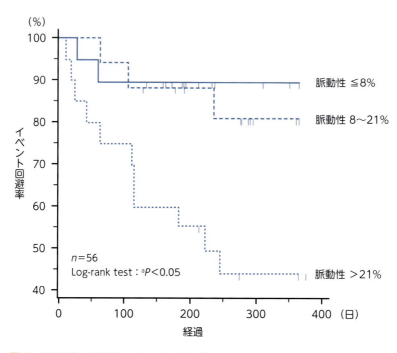

図6 退院時の脈動性による予後の違い （文献2より引用改変）

門脈の脈動性を解釈する上で，注意すべき点が3つあります。1つ目は，健常者でも脈動性がしっかり見られることがあり，痩せているほどその傾向は強いことがわかっています[6]。2つ目は，三尖弁逆流（tricuspid regurgitation：TR）の影響です。肝静脈では，TRがその波形に大きく影響することがわかっており，その影響は門脈にも及ぶだろうことは想像にかたくありません。高度のTRが存在する場合，門脈の脈動性は必ずしも右房圧や体うっ血を反映したものではないことに留意が必要です。3つ目は，肝硬変がある場合です。肝臓が硬くなることで門脈圧亢進をきたし，中には側副血行路を形成していることもあります。このような場合の門脈フローは，肝臓そのものの評価として考えたほうがよいでしょう。

〜 撮り方は？ 〜

　心エコーがメインの循環器内科医にとっては，「門脈フローなんて無理……」と，最初から受け付けないスタンスの方も少なくないでしょう。実際は，思っている以上に簡単です。だまされたと思って，一度以下の方法を試してみてください。

　まず，心エコープローブでかまいませんので，たとえばIVCをみるついでに，そのまま図7①のような感じで右肋間にもあててみましょう。肝臓がしっかり描出されると思いますが，そこでプローブをダイナミックにチルト（扇動走査）してみましょう。2タイプの血管構造が見つかるはずです。1つは肝静脈，もう1つが門脈です。門脈の壁は厚く輝度が高いことで必ず区別できます。これで門脈の描出はできたわけですが，ただパルス波形を撮りたいので，できることなら，図7②のようなプローブに向かってくる形の門脈を描出したいところです。門脈の走行に関する細かな解剖は成書にまかせるとして，心エコー検査で狙うのは「門脈前枝」と呼ばれる部分です。文字通り肝臓の前方に向かってくる門脈ですので，右肋間のやや腹側にあてて，体表に向かってくる門脈を探すイメージです。ダイナミックなチルト走査で肝臓の端から端までスキャンしてみて下さい。きっと図7②のような形をした門脈構造が見つかるはずです。見えやすい肋間と見えにくい肋間があるので，1箇所にこだわらず，難しそうな場合は一肋間下げたり上げたりして同じ走査を繰り返すのがポイントです。呼気位では，肺が縮むことで肝臓が長軸方向に伸びるため観察しやすいと言われていますが，このあたりは臨機応変に対応するのがよいでしょう。

　そして，カラードプラです。プローブに向かってくる赤い信号が確認できるはずです（図7③）。脈動性がしっかりあれば，この時点で赤い信号が断続的に見えることで，脈動性を視認で判断できるかもしれません。とはいえ，パルスドプラをしっかりあてて見てみましょう。門脈フローは流速が遅いので，基線速度を40cm/sほどに下げて確認してください。実際の臨床現場で，脈動性の定量化をきっちり行うかはケースバイケースでよいと思います。治療経過を数値として追いたい場合や，検査に十分な時間を確保できる状況であればよいですが，難しい場合は波形のパターンを確認するだけのビジュアル評価で十分かと思います。

❶ 右肋間走査

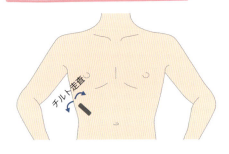

プローブを右肋間前胸壁側におき，
チルト走査で端から端までスキャン
→ 2タイプの血管構造を確認する（門脈・肝静脈）

❷ 体表に向かってくる門脈前枝を描出

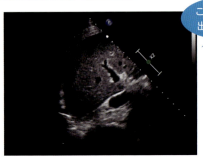

こんな画像が出せればOK

✓ 難しければ，一肋間上げたり下げたりしてチルトスキャン
✓ 体表に向かってくる門脈を探すイメージ

❸ ドプラ波形を描出

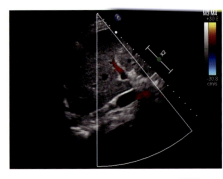
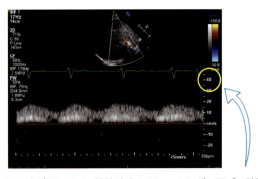

門脈フローは流速が遅いので，基線速度を40cm/sほどに下げて確認

図7 門脈フローの撮り方

> **まとめ**
> ✓ 門脈フローを観察する最大のメリットは，静脈系のフローをシンプルなパターンで簡便に可視化できること。
> ✓ 門脈フローのパターンは，連続性か脈動性かの2つ。脈動性は，血管トーヌスが亢進すること，門脈―右房間の圧勾配が小さくなることで形成される。
> ✓ 脈動性は右房圧上昇と関連し，心不全退院時に脈動性が残存していると予後不良である。

7-3：腎静脈ドプラの撮り方と見方

〜 腎うっ血とは古くて新しい概念 〜

　腎静脈ドプラが注目されるようになった背景には，近年「腎うっ血」という概念が広く認識されるようになったからではないでしょうか。体うっ血の一環として，腎うっ血という状態が存在するだろうことは以前より想定されていましたが，エビデンスとして認知されるようになったのは，2009年のDammanらの報告[1]が契機ではないかと思います。彼らは心不全症例において，中心静脈圧（central venous pressure：CVP）の上昇が推算糸球体濾過量（estimated glemerular filtration rate：eGFR）の低下と関連することを報告しました（図8）[7]。つまり，CVPの上昇が「腎うっ血」を引き起こし，それによって腎機能低下を招いた可能性です。

　従来は心不全における腎障害の主たる原因は，心拍出量低下による腎血流の減少と考えられていましたが，この考え方だけでは説明が難しいケースが多々あるのも事実でした。というのも，腎血流量には自動調整作用があるからです。体血圧が80/mmHg程度まで保たれる限り，糸球体濾過圧は比較的一定に維持されます。そのため，重篤な低心拍出患者でもない限り，心拍出量の減少が腎機能の悪化に与える影響は限られていると考えます。実際には，高血圧や糖尿病など

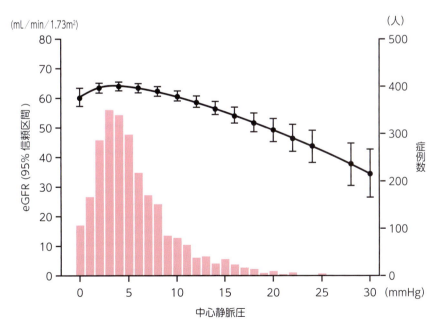

図8　中心静脈圧とeGFRの関係　　　　　　　　　　　　　　（文献7より引用改変）

によって自動調整能に障害が起こり，正常血圧でも灌流圧を維持できずGFRが低下する病態は存在します (normotensive renal failure) [8]。したがって，必ずしも80/mmHgまで低下することが本質ではありませんが，少なくとも実臨床では，血圧が十分保持された心不全患者においても，腎機能の悪化がみられるケースを経験されたことはあるかと思います。血圧低下や低心拍出だけでは説明できない腎障害が存在することは，実感としても明らかです。

このCVP上昇と腎うっ血による腎障害のメカニズムとして，腎静脈のうっ血により腎間質での水分吸収が低下し，浮腫が生じることが挙げられます [9]。腎臓は固い被膜で覆われているため，腎間質圧が上昇し，その結果，髄質における血管や尿細管が圧排されて血流低下や虚血が生じます。これにより糸球体濾過圧が低下し，腎機能低下につながると考えられています。

〜 腎静脈ドプラの撮り方は？ 〜

腎静脈ドプラは，門脈ドプラ以上に尻込みしてしまう方が多いかもしれません……。実際，筆者もそうでした。ですが，物は試しです！ まずは1回トライしてみてください（図9）。

体勢は，心エコー図検査の流れで行うので，左側臥位で問題ありません。プローブもセクタで対応可能です（コンベックスが使えればなおよい）。腎臓は後腹膜臓器なので，腎臓がモニターの中で遠い（深い）と感じた場合は，できるだけ背側からアプローチして，プローブと腎臓の距離を近づけるようにしましょう。次に，カラードプラで腎血流を描出するわけですが，注意点が2つあります。1つは，心エコーのプリセットのままだと流速レンジが速いため，腎血流のような遅い血流を拾うことができません。そのため，流速レンジを12〜16cm/sぐらいまで下げる必要があります。2点目は，息止めです。流速レンジを下げることで血流を拾い上げる感度が上がる代わりに，非常にノイズを拾いやすくなります（モーションアーチファクト）。そのため，対象をしっかり固定する必要がありますので，息止めは必須です。これでも腎血流がはっきりしなければ，関心領域 (region of interest：ROI) を狭めてフレームレートを上げる，Bモードのゲインを低めに設定し，カラードプラの周波数を下げてみましょう。

では，腎血流を描出できたとして，次に狙うのは葉間静脈です。腎臓内の血管は動静脈が並走し，腎静脈は解剖学的に区域静脈，葉間静脈，弓状静脈に分類されます。このうち葉間静脈は，より末梢側に位置し，髄質間を走行しているため，腎うっ血の主座である静脈コンプライアンスを反映すると言われています [10]。葉間動静脈が同定できたら，ドプララインにできるだけ平行となる血管を探します。呼気止め下にパルスドプラを用いて葉間動静脈波形を同時に記録し，上向きの動脈波形と下向きの静脈波形が一枚に収まる画像を取得します。

❶ 準備

- ✓ 心エコーの流れで左側臥位（仰臥位でも可）

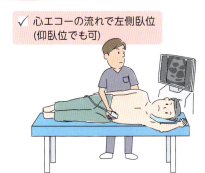

- ✓ セクタでも対応可能（コンベックスであればなおよい）

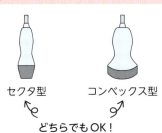

どちらでもOK！

❷ 腎臓を描出しよう

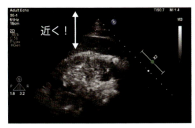

（5cm以内に髄質があるのが理想）

- ✓ できるだけプローブと腎臓の距離が近くなる場所を探す
  → 背側からアプローチしてみる

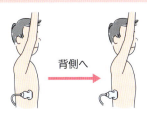

背側へ

❸ カラードプラ

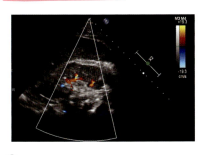

- ✓ 流速レンジを下げる（12〜16cm/s）
- ✓ 息止め

見えにくければ、以下も確認する
- ☑ 関心領域（ROI）を絞る
- ☑ Bモードのゲインを下げる
- ☑ カラードプラの周波数を下げる

❹ ドプラ波形を描出

葉間動静脈

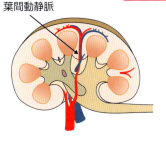

- ✓ 葉間動静脈にサンプルボリュームをおく

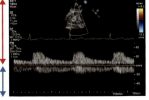

動脈波形
静脈波形

波形が得にくい場合は、以下も確認する
- ☑ サンプルボリュームを大きくする
- ☑ ローカットフィルターは低めに

図9　腎静脈フローの撮り方

～ 腎静脈ドプラの評価方法は？ ～

　腎静脈波形は，図10[11]に示されるような連続性，二相性，単相性の3つのパターンに分類され，右房圧波形を反映していると言われています。たとえば，重症三尖弁逆流（tricuspid regurgitation：TR）の症例では，単相性パターンと関連します。これは，ドプラシグナルが拡張期のみに観察されることから，重症TRが収縮期の静脈還流を妨げている可能性を示唆しています。このように考えると，腎静脈ドプラが右房圧波形の"ミラーイメージ"のように機能しており，非常に興味深いです。

　では，この3つの波形パターンと右房圧の関連はどうでしょうか。Iidaらの研究では，腎静脈波形のパターンごとに平均右房圧を比較した結果，連続性では5.4±2.5mmHg，二相性では9.5±3.5mmHg，単相性では14.9±4.3mmHg（p＜0.001）と，右房圧の影響を受けて波形パターンが変化していくことが示されました[11]。そして，これら3つの波形パターン間における心拍出量係数はほぼ同等で，有意差はありません。つまり，心拍出量によらない，右心系のうっ血こそが腎内血行動態を悪化させ，腎うっ血を引き起こしていることを示唆する結果と考えます。

　また，心不全安定期に計測した腎静脈の波形パターンは，予後と強い関連を示すことがわかっています（図10）[11]。これは，下大静脈を用いた推定右房圧や肝静脈血流パターンと比べても，臨床転帰を予測する上で有用でした。これらの結果は，腎静脈血流パターンが右房圧指標とは異なる側面から付加的価値を提供できる可能性を示唆しています。また，腎静脈ドプラ波形を経時的に追うことの有用性も報告されており，フォローアップ中に波形が連続性から非連続性（二相

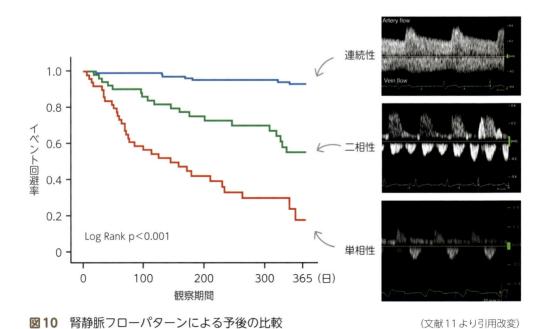

図10　腎静脈フローパターンによる予後の比較　　　　　　　　　　　　　　　　（文献11より引用改変）

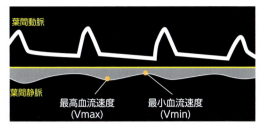
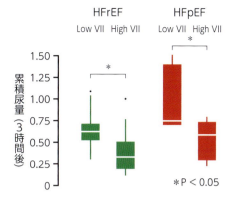

図11 腎静脈ドプラと利尿薬反応性 （文献13より引用改変）

性や単相性）に変化した場合，予後不良である結果が示されました[12]。

さらに，利尿薬の反応性を腎静脈ドプラから予測する研究も報告されています[13]。この研究では，門脈フローの脈動性の計測と似た手法を用い，venous impedance index（VII）として定量化しています（**図11A**）[13]。腎静脈波形がパルス波形に近づくほど（high VII），利尿薬に対するレスポンスが悪いことを示しました（**図11B**）[13]。この結果は，eGFRで補正したあとも同様であり，腎静脈波形が腎機能とは独立した腎うっ血，あるいは腎内血行動態をより直接的に評価している可能性を示しています。今後のさらなる知見に期待したいところです。

> **まとめ**
> ✓ 血圧低下や低心拍出だけでは説明できない腎障害が存在するとき，CVPの上昇，腎うっ血も可能性のひとつとして鑑別に挙げる。
> ✓ 腎うっ血は腎静脈ドプラで評価可能。心エコー検査の流れとして左側臥位・セクタプローブで可能だが，描出と計測には工夫が必要である。
> ✓ 腎静脈ドプラ波形は，連続性，二相性，単相性に分類され，右房圧を反映する。
> ✓ 腎静脈ドプラ法は，心不全患者の経過観察や予後予測に加え，利尿薬反応性を推し量る指標としても有用である。

第7章 「心×肺エコー」＋α

7-4：VExUS (Venous Excess Ultrasound)

〜 統合型エコーのVExUS，その真価は？ 〜

　肝臓，腎臓それぞれから一定のエビデンスが蓄積されたところで登場したのが，「VExUS grading score」です（図12）[14]。体うっ血の指標を組み合わせることで，より強力なうっ血パラメータになるのではないかと考えたわけです。「VExUS grading score」は，腎静脈波形，肝静脈波形，門脈波形に下大静脈（inferior vena cava：IVC）径を加えた4つの組み合わせでスコアリングし，何より魅力的なのは，ほぼ波形パターンで識別できる，つまり細かな計測を必要としない設計になっている点です。この点は，これからのワイヤレスエコーが身近なツールになる時代に，とてもマッチしていると思います。エコーがますます小型化し，ベッドサイドでの「ちょいあて」エコーの敷居が低くなりますので，体うっ血の評価がより望まれるベッドサイドにおいて，体うっ血をパターン診断できるようになるのは大きな武器になるはずです。

　「VExUS grading score」を発表したオリジナル論文では，心臓外科術後の患者に対して

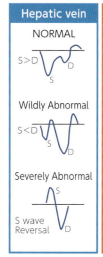
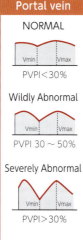
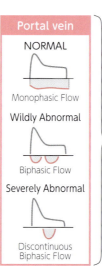

図12　VExUS grading score　　　　　　　　　　　　　　　　　　　　　　　　（文献14より作成）

VExUSによるgradingを行い，その後の急性腎障害（acute kidney injury：AKI）の発生頻度を検討しています[15]。最初にgradingの方法を5パターン用意し，その中で最もAKI発症と強い関連を示したパターンが，**図12**[14]に挙げたパターンになったというわけです。この手法は，中心静脈圧測定よりもAKI発症をより精度よく予測できたと報告しています。このプロトタイプをもとに，妥当性を検討した論文がいくつか報告されています。AKIの患者を対象としたAKIVEX研究は，VExUSスコアが高いAKI患者には利尿薬の使用を提案するものです。介入後48時間以内にVExUSスコアを減少させた患者は，28日間の腎代替療法を受けない日数が有意に多かったことを示しました[16]。また，急性冠症候群を対象とした研究では，入院後24時間以内のVExUSスコアが高い患者はAKIの発生率が高く，特にスコア1以上の患者はAKIのリスクが有意に増加することを報告しています[17]。さらに，最近の2023年に報告された前向き多施設研究においても，AKI患者におけるVExUSスコアが死亡率と関連する結果を示すものでした[18]。

一方，VExUSスコアとAKIは関連を示さないとする報告も少なくありません。2023年の「VExUS grading score」を用いた前向き多施設研究では，ICU入室24時間以内の一般的なICU患者集団を調査しています[19]。結果，入院時のVExUSスコアとAKI発症および28日死亡率との間には有意な関連は認めませんでした。著者らの考察では，一般的なICU患者の母集団では，AKIの潜在的な原因が多岐にわたるため（炎症，敗血症，貧血，外傷，循環不全など），体うっ血だけでAKIの発症を説明することは難しいだろうと述べています。また，心臓手術後の患者を対象とした別の研究では，腎静脈フロー，門脈フロー，肝静脈フロー，それぞれ単独でAKIとの強い関連を示したものの，VExUSスコアとの関連は示せませんでした[20]。その理由として，IVC径がAKIの予測に有用な変数ではなかったため，IVC径を含めるとAKI予測におけるVExUSの有効性が損なわれる可能性があると述べています。では，心不全患者についてではどうか。2023年に急性心不全74例を対象に，VExUSの予後的役割を検討した研究があります[21]。結論は，VExUSスコアよりも個々の指標，つまり腎静脈フロー・門脈フロー，肝静脈フロー単独のほうがより高い予測能を叩き出しており，必ずしもVExUSスコアである必要はないと結論づけています。あまりに寂しい結果でした……。

〜 VExUSはまだまだ未知数…心不全での使い方は？ 〜

「VExUS grading score」は，まだ未知数なところが多いというのが個人的な印象です。全然使えない指標と切り捨てるには，時期尚早だと考えます。今まで体うっ血を考えるとき，IVCしか判断材料がなかった時代を考えると大きな進歩です。詳細な体うっ血に関する情報は，新たな心不全管理につながるはずと希望を持ちつつも，VExUSスコアが抱える限界について，筆者なりに考察しました。理由は2つあると考えます。

1つは，「多数決で決める」アルゴリズムには無理があるということです。「体うっ血がありそうな指標が多ければ重症」と考えるのは，理に叶っているようにも見えますが，実際は肝静脈・

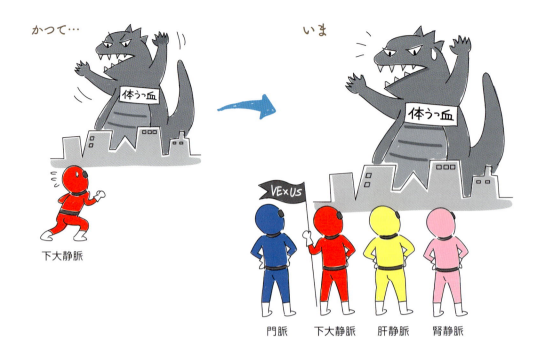

　門脈・腎静脈それぞれから得られる情報，意味合いは異なります。このあたりは，「左房圧推定のアルゴリズム」がしっくりきていない感覚に近いかもしれません。個々の指標を並列に扱うことで，せっかくの情報が単純化されてしまっています。血管内容量を主として反映するものもあれば，右心機能に強く影響を受ける指標もあるでしょう。このあたりはこれからの知見が必要ですが，少なくとも個々の指標を一括りに並列で扱い，多数決で決めてしまうのはもったいない，そんな気がします。

　2つ目は，VExUSスコアは，体うっ血があることの前提条件として，IVC径21mm以上を挙げている点です。実際には，IVCが21mmなくとも呼吸性変動が消失し円形になっている症例は珍しくありません。呼吸性変動の有無や円形かどうか，ファジーな評価方法を残しておくほうが現実的な運用方法かと考えます。

　ただ，こうした限界はあるものの，心不全管理において，体うっ血を詳細に評価していくことの意義は十分あると思っています。これら体うっ血指標単独では，リスク層別化へのインパクトは弱いですが，心拍出量との関係性でみるとそのインパクトは一気に増します。それを示す根拠として，Dammanらの研究があります[22]。彼らはうっ血性心不全患者において，心拍出量が低下している患者では，右房圧上昇が特に腎機能にとって有害であることを証明しました（図13）[22]。心不全管理の現場に置き換えると，「うっ血治療によって水を引いたら心拍出量が低下した，でも体うっ血が残っている」，そんなシチュエーションではないかと思います。体うっ血を循環サイクルの一部として改めて認識し，相互の関係性から有機的に考えることが，体うっ血，ひいてはVExUSスコアが活きる道ではないかと考えます（図14）。

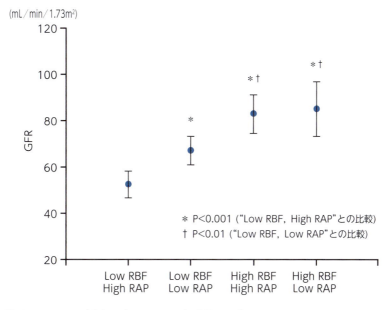

図13 GFRに対する右房圧と腎血流量の影響

RBF: renal blood flow, 腎血流量
RAP: right atrial pressure, 右心房圧

(文献22より作成)

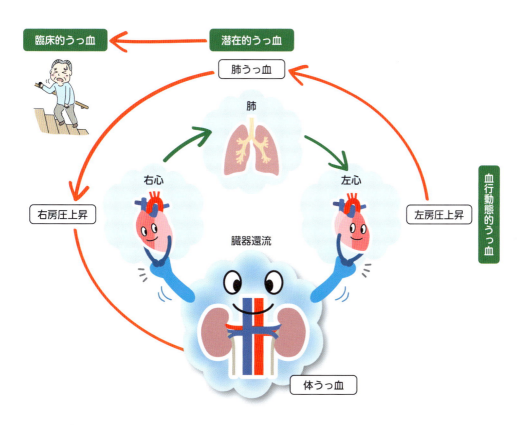

図14 体うっ血を，循環サイクルの一部として改めて認識し，相互の関係性から有機的に考える

> **まとめ**
>
> ✓ 「VExUS grading score」は，腎静脈波形，肝静脈波形，門脈波形にIVC径を加えた4つの組み合わせでスコアリングを行い，体うっ血の重症度を判定する。ほぼ波形パターンで識別できるのは大きな利点である。
>
> ✓ 「VExUS grading score」はまだ未知数なところが多い。パラメータを並列に統合することで，個々の臓器特異的な一面が損なわれてしまっている可能性がある。
>
> ✓ 体うっ血について考える際には，右房圧だけではなく，心拍出量も加味した相互の関係性で考えるとなおよい。

第5章 文献

1) Di Maria A, et al:Venous Doppler flow patterns, venous congestion, heart disease and renal dysfunction: A complex liaison. World J Cardiol. 2024;16(1):5-9.

2) Kuwahara N, et al:Clinical impact of portal vein pulsatility on the prognosis of hospitalized patients with acute heart failure. World J Cardiol. 2023;15(11):599-608.

3) Hu JT, et al:Percentage of peak-to-peak pulsatility of portal blood flow can predict right-sided congestive heart failure. World J Gastroenterol. 2003;9:1828-31.

4) Shih CY, et al:Portal vein pulsatility index is a more important indicator than congestion index in the clinical evaluation of right heart function. World J Gastroenterol. 2006;12(5):768-71.

5) Beaubien-Souligny W, et al:Alterations in Portal Vein Flow and Intrarenal Venous Flow Are Associated With Acute Kidney Injury After Cardiac Surgery: A Prospective Observational Cohort Study. J Am Heart Assoc. 2018;7(19):e009961.

6) Gallix BP, et al:Flow pulsatility in the portal venous system: a study of Doppler sonography in healthy adults. AJR Am J Roentgenol. 1997;169(1):141-4.

7) Damman K, et al:Increased central venous pressure is associated with impaired renal function and mortality in a broad spectrum of patients with cardiovascular disease. J Am Coll Cardiol. 2009;53(7):582-8.

8) Abuelo JG:Normotensive ischemic acute renal failure. N Engl J Med. 2007;357(8):797-805.

9) Winton FR:The influence of venous pressure on the isolated mammalian kidney. J Physiol. 1931;72(1):49-61.

10) Burnett JC Jr, et al:Renal interstitial pressure and sodium excretion during renal vein constriction. Am J Physiol. 1980;238(4):F279-82.

11) Iida N, et al:Clinical Implications of Intrarenal Hemodynamic Evaluation by Doppler Ultrasonography in Heart Failure. JACC Heart Fail. 2016;4(8):674-82.

12) Yamamoto M, et al:Prognostic Impact of Changes in Intrarenal Venous Flow Pattern in Patients With Heart Failure. J Card Fail. 2021;27(1):20-8.

13) Nijst P, et al:Intrarenal Flow Alterations During Transition From Euvolemia to Intravascular Volume Expansion in Heart Failure Patients. JACC Heart Fail. 2017;5(9):672-81.

14) Soliman-Aboumarie H, et al: How to assess systemic venous congestion with point of care ultrasound. Eur Heart J Cardiovasc Imaging. 2023;24(2):177-80.

15) Beaubien-Souligny W, et al:Quantifying systemic congestion with Point-Of-Care ultrasound: development of the venous excess ultrasound grading system. Ultrasound J. 2020;12(1):16.

16) Rihl MF, et al：VExUS Score in the Management of Patients With Acute Kidney Injury in the Intensive Care Unit：AKIVEX Study. J Ultrasound Med. 2023；42(11)：2547-56.

17) Viana-Rojas JA, et al：Venous excess ultrasound score and acute kidney injury in patients with acute coronary syndrome. Eur Heart J Acute Cardiovasc Care. 2023；12(7)：413-9.

18) Beaubien-Souligny W, et al：Prospective Study of Ultrasound Markers of Organ Congestion in Critically Ill Patients With Acute Kidney Injury. Kidney Int Rep. 2023；9(3)：694-702.

19) Andrei S, et al：Prevalence of systemic venous congestion assessed by Venous Excess Ultrasound Grading System (VExUS) and association with acute kidney injury in a general ICU cohort：a prospective multicentric study. Crit Care. 2023；27(1)：224.

20) Li ZT, et al：Comparison of various surrogate markers for venous congestion in predicting acute kidney injury following cardiac surgery：A cohort study. J Crit Care. 2024；79：154441.

21) Torres-Arrese M, et al：Usefulness of Systemic Venous Ultrasound Protocols in the Prognosis of Heart Failure Patients：Results from a Prospective Multicentric Study. J Clin Med. 2023；12(4)：1281.

22) Damman K, et al：Decreased cardiac output, venous congestion and the association with renal impairment in patients with cardiac dysfunction. Eur J Heart Fail. 2007；9(9)：872-8.

索 引

欧文

A
ACS 124
AKI 131, 152, 161
A-line 42, 45

B
B3-line 43
B7-line 43
bilateral 72
B-line 30, 40, 42, 60, 64, 66, 68
BLUE protocol 48, 54
BNP 7, 108, 113
BUST試験 141

C
clinical congestion 8, 93, 108
congestion score 4
critical PCWP 15, 98

D
diffuse 72
dry 46

E
E-line 42

F
FALLS protocol 127
fluid tolerance 131

H
hemodynamic congestion 8, 93, 108
HFA-PEFF診断アルゴリズム 117
HFA-PEFFスコア 118
HFpEF 116

K
Killip分類 124

L
LUST試験 141

M
multiple 72

P
PCWP 119
POCUS 75
pulsatility 150

S
subclinical congestion 9, 31, 93, 95, 100, 108

T
TR 153, 158
TR-PG 18

V
VExUS 147
VExUS grading score 160
VMT score 23

W
wet 46
white lung 43
worsening renal function 113
WRF 113

Z
Z-line 42

和文

あ
アーチファクト　37

う
うっ血　2, 81
　──閾値　15
　──指標　88
　──のステージング　108
運動負荷心エコー検査　117

か
カウントベース　66
外来肺エコー　108
拡張型心筋症　90
肝硬変　153

き
偽性WRF　113
急性・慢性心不全における肺エ
　コーに関するコンセンサスス
　テートメント　5
急性冠症候群　124
急性腎障害　131, 152, 161
急性心不全　72
胸水　61
胸膜ライン　37, 42, 68
虚像　37

け
ゲインの設定　50
血行動態的うっ血　8, 93,
　108, 110

血行動態的ステージ　20

さ
左室拡張末期圧　17, 22
左室充満圧　17, 22
左房ストレイン　25
三尖弁逆流　153, 158
三尖弁逆流圧較差　18
残存うっ血　88, 91

し
腎うっ血　131, 155
腎障害　113
腎静脈ドプラ　156, 158

す
スコアベース　66
ステージング　8, 92

せ
潜在的うっ血　9, 31, 93, 108

た
体うっ血　15, 150, 160

と
ドプラ指標　23
ドレナージ機能　37
透析　138, 140

は
肺うっ血　23, 59, 91, 97,
　127, 136
肺エコーガイド治療　81, 104
肺動脈楔入圧　119

ひ
肥満　62, 75, 134

ふ
ブースターポンプ機能　25
フォーカスの位置　50
フランク・スターリングの法則
　27
深さの調整　50
分布様式　68

へ
平均左房圧　18

ま
慢性心不全　110

む
無症候性肺うっ血　138

も
門脈　149

ゆ
輸液忍容性　131, 135
輸液反応性　135

り
リザーブ機能　25
リンパ管　36
利尿薬　81, 106, 136
　──のceiling dose　85
臨床的うっ血　8, 93, 108

今西純一 (いまにしじゅんいち)
兵庫県立淡路医療センター循環器内科医長

2006年3月　滋賀医科大学医学部卒業
2006年4月　国立病院機構神戸医療センター研修医
2008年4月　国立病院機構神戸医療センター循環器内科専攻医
2011年4月　神戸大学医学部附属病院循環器内科医員
2014年4月　神鋼記念病院循環器内科医長
2020年4月より現職

肺エコーでうっ血管理を'見える化'

心不全管理のための
心×肺エコー

定価（本体5,400円＋税）

2025年2月14日　　第1版

著　者　今西純一

発行者　梅澤俊彦

発行所　日本医事新報社　www.jmedj.co.jp
　　　　〒101-8718　東京都千代田区神田駿河台2-9
　　　　電話（販売）03-3292-1555　（編集）03-3292-1557
　　　　振替口座　00100-3-25171

印　刷　日経印刷株式会社

© junichi Imanishi 2025 Printed in Japan

ISBN978-4-7849-0148-7　C3047　¥5400E

本書の複製権・翻訳権・上映権・譲渡権・公衆送信権（送信可能化権を含む）は
（株）日本医事新報社が保有します。

JCOPY ＜（社）出版者著作権管理機構　委託出版物＞
本書の無断複写は著作権法上での例外を除き禁じられています。複写される
場合は，そのつど事前に，（社）出版者著作権管理機構（電話 03-5244-5088，
FAX 03-5244-5089，e-mail：info@jcopy.or.jp）の許諾を得てください。

電子版のご利用方法

巻末袋とじに記載されたシリアルナンバーを下記手順にしたがい登録することで，本書の電子版を利用することができます。

■1 日本医事新報社Webサイトより会員登録(無料)をお願いいたします。

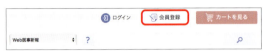

会員登録の手順は弊社Webサイトの
Web医事新報かんたん登録ガイドを
ご覧ください。

https://www.jmedj.co.jp/files/news/20191001_guide.pdf

(既に会員登録をしている方は■2 にお進みください)

■2 ログインして「マイページ」に移動してください。

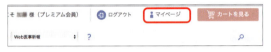

■3 「未登録タイトル(SN登録)」をクリック。

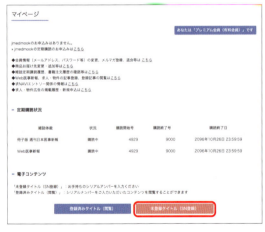

■4 該当する書籍名を検索窓に入力し検索。

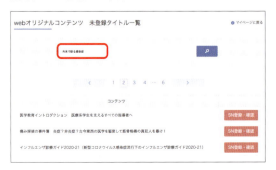

■5 該当書籍名の右横にある「SN登録・確認」ボタンをクリック。

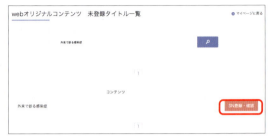

■6 袋とじに記載されたシリアルナンバーを入力の上，送信。

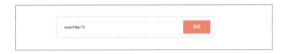

■7 「閉じる」ボタンをクリック。

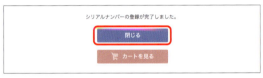

■8 登録作業が完了し，■4 の検索画面に戻ります。

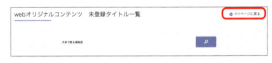

【該当書籍の閲覧画面への遷移方法】
①上記画面右上の「マイページに戻る」をクリック
　➡■3 の画面で「登録済みタイトル(閲覧)」を選択
　➡検索画面で書名検索➡該当書籍右横「閲覧する」
　ボタンをクリック
　または
②「書籍連動電子版一覧・検索」*ページに移動して，
　書名検索で該当書籍を検索➡書影下の
　「電子版を読む」ボタンをクリック
　https://www.jmedj.co.jp/premium/page6606/

＊「電子コンテンツ」Topページの「電子版付きの書籍を購入・利用される方はコチラ」からも遷移できます。